Docteur Denis Lamboley

La réflexologie pour tous

• MARABOUT •

Avertissements

Les conseils, informations et recommandations contenus dans cet ouvrage ne doivent en aucun cas vous inciter à l'autodiagnostic ou à l'automédication. Ils ne remplacent ni le diagnostic ni les soins d'un praticien qualifié. Ils ne vous dispensent pas de consulter votre médecin. N'interrompez jamais un traitement, ne modifiez jamais une prescription sans avis médical. Ni l'auteur, ni l'éditeur ne pourront être tenus pour responsables de la mauvaise utilisation d'un remède ou d'une thérapie décrits dans ces pages.

Illustrations et photographies © Denis Lamboley

© Marabout, 2001.

Toute reproduction d'un extrait quelconque de ce livre, par quelque procédé que ce soit, et notamment par photocopie ou microfilm, est interdite sans autorisation de l'éditeur.

Introduction	**7**
Étude des zones réflexes des pieds	**17**
Conduite de la séance de réflexologie	**36**
Soins et traitements des maux courants	**57**

introduction

GÉNÉRALITÉS

Au cours de ces dix dernières années, on a pu constater un intérêt accru pour les médecines complémentaires et naturelles. Jusqu'à une période récente seules l'acupuncture, l'homéopathie et l'ostéopathie étaient bien connues du grand public. Désormais, grâce à l'intérêt manifesté par les médias, la réflexologie connaît elle aussi l'engouement du public dans les pays occidentaux.

La réflexologie est une thérapie naturelle fondée sur les rapports qui existent entre certaines zones corporelles précises et des zones spécifiques dites réflexes situées sur les pieds ou les mains.

Cette pratique millénaire dont les origines orientales sont identiques à celles de l'acupuncture permet de détendre, d'harmoniser, de stimuler et de tonifier aussi bien le corps que l'esprit.

Pour les réflexologues, les pieds et les mains sont le reflet de la santé de l'individu ; les Chinois disent que « le sourire vient des pieds », témoignant ainsi de la bonne santé générale de l'individu.

Méthode de soin idéale pour le profane, la réflexologie est une technique fiable, efficace, facile à étudier comme à pratiquer et qui ne nécessite aucun matériel particulier.

La plupart des médecines complémentaires considèrent qu'une personne forme un tout. Cette approche est sensiblement différente de celle envisagée couramment par la médecine conventionnelle qui traite le plus souvent le symptôme en l'isolant de son contexte général, de l'environnement et du mode de vie du patient. À l'opposé, pour le réflexologue, il est parfaitement possible que certains facteurs annexes, apparemment sans rapport avec le syndrome principal, influent néanmoins sur ce dernier. Ainsi, dans l'approche particulière des thérapies complémentaires, le patient est considéré comme un système « ouvert » qui agit en permanence avec son milieu environnant.

Le patient trouvera un autre avantage à ce type de soin en bénéficiant d'une plus grande écoute de la part du praticien, les séances de réflexologie durant en moyenne une heure contre un quart d'heure habituellement chez un généraliste.

Bien que la médecine conventionnelle reste indispensable sur le plan curatif, un nombre croissant de personnes se tournent désormais vers des formes de traitements plus naturelles. Par ailleurs, cette évolution dans la consommation des soins de santé tient également à la méfiance grandissante développée par le public envers les médicaments dont les effets secondaires sont loin d'être anodins.

Malheureusement en France, la majorité des médecins sont encore peu informés des bienfaits des médecines complémentaires en général et de la réflexologie en particulier. Cette attitude du corps médical vient sans doute du scepticisme ambiant quant à ce type de traitement, mais aussi du manque de recherches et de preuves fondamentales à leur sujet.

Au cours de ces dernières années on note cependant une nette évolution. Petit à petit les mentalités commencent à évoluer, des consultations de médecines alternatives s'ouvrent au sein de centres médicaux conventionnels et un nombre grandissant de médecins envoient leurs patients chez des confrères spécialistes de médecines complémentaires (acupuncture, homéopathie, ostéopathie).

Ce livre permettra aux débutants d'apprendre ce qu'il faut savoir sur le massage réflexe des mains et des pieds pour pratiquer une séance, afin de promouvoir sa santé et son bien-être, traiter la majorité des affections courantes, soulager les douleurs, éliminer le stress et les tensions de la vie quotidienne.

Il est toutefois important de rappeler que ce type de traitement ne peut ni ne doit se substituer au diagnostic et aux médicaments de la médecine traditionnelle. La réflexologie ne sert pas à diagnostiquer une maladie : seul un médecin peut le faire. Par contre, elle permettra de soigner votre entourage et vos amis comme vous-même des petits bobos ordinaires, comme la migraine, les problèmes de dos, l'insomnie…

Inoffensive et adaptée à tous les âges de la vie, la réflexologie vous procurera beaucoup de plaisir et de joie également par le contact et la relation privilégiée qu'elle autorise avec l'autre.

QU'EST-CE QUE LA RÉFLEXOLOGIE ?

La réflexologie est une méthode de soin et de thérapie complémentaire qui vise, par simple pression des doigts sur un point particulier, une action à distance sur un organe ou sur certaines parties du corps. Les zones manipulées sont ainsi appelées « zones réflexes », localisées principalement au niveau des pieds et des mains. La réflexologie trouve ses racines au cœur même des plus anciennes civilisations égyptienne, indienne, chinoise.

Depuis des siècles, ces manœuvres corporelles permettent de traiter avec succès la plupart des maux courants, tant physiques que psychiques. Efficace, facile à pratiquer et n'exigeant pas de connaissances médicales particulières, la réflexologie est un moyen thérapeutique très utile pour soulager douleurs et troubles fonctionnels dans un cadre familial ou en autotraitement.

UN PEU D'HISTOIRE

De tout temps, les pieds et les mains ont fait l'objet de soins attentifs, tant d'un point de vue médical qu'esthétique, et ont été considérés comme des zones privilégiées de massage. C'est sans doute le sens aigu d'observation de nos ancêtres, mus par le désir instinctif de soigner et de soulager la douleur en l'absence d'autres soins et de médicaments adéquats, qui a permis au fil du temps le repérage précis de ces points de guérison.

Le premier berceau de la réflexologie se trouve sans doute en Égypte ancienne. On a retrouvé à l'intérieur de la tombe d'Ankmahor, un célèbre médecin l'époque, un bas-relief vieux de plus de 2500 ans avant J.-C. représentant plusieurs thérapeutes traitant simultanément les mains et les pieds de leurs patients. Au bas de celui-ci, l'on peut noter une inscription hiéroglyphique avec la phrase d'un patient, « ne me faites pas mal », prouvant qu'il s'agissait bien là d'un acte médical.

En Inde, la médecine traditionnelle ayurvédique prenait en compte l'énergie globale de la personne et la possibilité de la soulager grâce au massage précis de certaines zones du corps. Cette discipline thérapeutique vieille de plus de cinq mille ans sera colportée ensuite en Chine par les moines bouddhistes et ira jusqu'au Japon puis dans la plupart des pays asiatiques.

En Chine, bien avant l'arrivée de ces moines, les médecins acupuncteurs avaient l'habitude d'appliquer de très fortes pressions du pouce sur des endroits bien précis de la plante des pieds pour libérer et réguler les flux énergétiques du corps.

Dans la médecine chinoise, l'examen et le massage des pieds et des mains étaient couramment employés comme méthode diagnostique et thérapeutique. Ainsi, le Dr Wang Wei, médecin du IVe siècle avant J.-C., était réputé pour soulager ses patients en leur plaçant des aiguilles sur le corps avant d'exercer de fortes pressions par acupressure sur la plante de leurs pieds, pressions maintenues jusqu'à l'obtention de l'effet thérapeutique souhaité.

L'on pense également que les premiers Amérindiens utilisaient des techniques de soins similaires à base de massage plantaire. Ainsi, il est intéressant de constater que la réflexologie s'est développée sous diverses formes dans des lieux très différents de la planète et à des époques variées.

L'APPROCHE DE LA MÉDECINE TRADITIONNELLE CHINOISE

Médecine occidentale et médecine traditionnelle chinoise diffèrent fondamentalement par leur approche du malade et de la maladie. La médecine occidentale cherche à compartimenter pour mieux cerner la maladie dans l'organisme, l'identifier, l'étudier, reconnaître le ou les facteurs pathogènes pour mieux les combattre avec les armes puissantes et très ciblées que sont les médicaments.

Cette approche diagnostique et thérapeutique a progressivement donné lieu aux spécialités médicales puis à d'autres spécialités au sein même de celles-ci. Cette démarche scientifique a fait ses preuves ; on lui doit aujourd'hui l'avancée et les grands succès de la médecine moderne.

À l'opposé, les médecines traditionnelles, et la médecine chinoise en particulier, considèrent que la personne forme un tout, qu'elle est l'expression d'une globalité. Le symptôme s'inscrit ainsi dans un cadre plus général représentant l'expression d'un désordre énergétique sous-jacent et plus profond. Pour ce type de médecine il s'agit avant tout de prévenir la maladie et de stimuler les facteurs de bonne santé de la personne.

Le médecin traditionnel veillera à régulariser l'ensemble des flux énergétiques de l'organisme avant qu'une perturbation ne fasse le lit d'une maladie à venir. La diététique, les massages, la gymnastique et la phytothérapie sont généralement utilisés conjointement dans ce but. Lorsque la maladie survient, le soignant traite alors avec le même souci d'efficacité à la fois le symptôme mais aussi l'état général du patient pris dans son contexte général.

La réflexologie est une des branches de la médecine traditionnelle chinoise, elle utilise le même concept holistique que l'acupuncture et le même modèle thérapeutique, à la fois préventif et curatif.

L'énergie
Pour les praticiens chinois, le corps n'est qu'un ensemble d'informations et d'énergie. Cette énergie circule dans tout l'organisme de façon préférentielle au sein de canaux que l'on appelle communément méridiens. À l'inverse des veines et des artères, ces méridiens sont invisibles mais véhiculent néanmoins l'énergie vitale encore appelée « Qi » ou « Chi ». Ce système possède une représentation corporelle qui permet de situer avec précision les différents points d'acupuncture et d'agir sur une perturbation de la circulation énergétique. Même si la science n'est pas en mesure en l'état actuel de nos connaissances d'apporter la preuve de ces méridiens et des points, de nombreuses études ont toutefois prouvé l'efficacité des traitements par acupuncture.

À l'image des méridiens, certaines zones corporelles comprennent un système énergétique qui leur est propre mais qui agit avec l'ensemble de l'organisme. C'est le cas des pieds, des mains mais également de l'oreille qui est une autre zone réflexe que l'on peut stimuler par la méthode d'auriculothérapie.

À la recherche de l'équilibre et de l'harmonie
Les médecins chinois accordent une importance particulière à la notion d'équilibre et d'harmonie dans l'organisme. Toute perturbation, tout déséquilibre peuvent à la longue conduire à la maladie et à la mort. Ainsi, une bonne circulation de l'énergie, du « Qi », renforce le corps contre les agressions extérieures et le protège des maladies. Cette énergie a différentes qualités, elle est tantôt yin, attribuée au côté féminin, lunaire, tantôt yang, attribuée au côté masculin et solaire. Toute quantité excessive ou l'absence d'une de ces deux énergies peuvent être dommageables pour la santé. De même, le médecin chinois recherchera l'équilibre entre les énergies du haut et du bas, entre le côté droit et le côté gauche, entre l'avant et l'arrière du corps. Avec la stimulation des points d'acupuncture ou de réflexologie, il veillera à harmoniser les vides et les pleins, à lever les blocages et tensions éventuels qui entravent la circulation de cette énergie vitale, et à dynamiser le « Qi » en cas de déficience.

Corps et esprit ne font qu'un
Au cours des siècles, la médecine occidentale a toujours dissocié le corps de l'esprit. Les problèmes du corps sont réservés aux médecins et chirurgiens, ceux de l'esprit aux psychiatres, psychothérapeutes et psychanalystes. Ce n'est que récemment que l'on a pris en compte les découvertes d'une nouvelle science, la « psycho-neuro-immunologie », qui étudie les interactions entre le corps et le psychisme. Ces découvertes ont démontré l'influence fondamentale de nos émotions et des pensées sur le corps et la santé en général.

On sait aujourd'hui que la dépression, le ressentiment et la colère par exemple augmentent les risques de problèmes cardiaques ; de même, la perte d'un proche ou une séparation peuvent favoriser l'apparition d'une tumeur cancéreuse, en particulier celle du sein chez la femme. À l'inverse, il est établi que l'on a plus de chances de recouvrer la santé si l'on est entouré d'une famille et d'amis, que le rire stimule les défenses immunitaires, que le sentiment religieux joue sur la longévité et qu'un bon équilibre psychologique favorise la santé physique.

Les praticiens traditionnels et les réflexologues en particulier n'ont pas attendu ces découvertes pour savoir depuis des milliers d'années que le corps et l'esprit sont en interaction.

L'esprit agit sur le corps mais la stimulation du corps peut également agir sur l'esprit. Le massage des zones corporelles réflexes permet d'harmoniser l'ensemble de l'organisme, de réguler les organes et procure dans le même temps une profonde relaxation qui, en retour, va favoriser la santé et la correction des troubles observés.

L'on sait aujourd'hui que la majorité des maladies rencontrées dans notre civilisation moderne sont liées au stress et aux problèmes d'environnement. La réflexologie est d'un grand secours pour combattre les méfaits du stress sur l'organisme ; elle permet de façon efficace et non agressive d'en réduire les symptômes et constitue un outil de premier plan sur le chemin du mieux-être.

> La pression sur certains points du pied permet de libérer la respiration, de stimuler les systèmes immunitaire et hormonal, de favoriser la circulation sanguine, de dénouer les tensions musculaires.

Par ailleurs, pour la médecine traditionnelle chinoise, les organes sont également liés aux émotions. Ainsi, la colère agit sur le méridien du foie, la peur sur celui des reins, la tristesse sur celui du poumon, l'anxiété sur celui de la rate et la joie excessive sur celui du cœur. Une stimulation des zones énergétiques correspondantes permet, selon l'approche chinoise, de réguler les humeurs et de rétablir l'équilibre énergétique et psychologique.

L'APPROCHE OCCIDENTALE

La réflexologie telle que nous la connaissons aujourd'hui en Occident remonte à l'étude de la thérapie des zones ou « zone therapy ». L'un des premiers ouvrages consacrés à la « thérapie des zones » fut publié en 1582 par deux médecins européens, le docteur Adamus et le docteur Atatis. Un autre livre sur le sujet fut publié peu de temps après par un certain Dr Bell à Leipzig.

Le pionnier de la réflexologie moderne : le Dr William H. Fitzgerald

Le plus grand travail sur la « thérapie des zones » est attribué au docteur William H. Fitzgerald, médecin américain du début du XXe siècle. Ce praticien reconnu dirigeait le département O.R.L. de l'hôpital Saint Francis à Hartford dans le Connecticut aux USA. Lors de longs séjours en Europe, il découvrit la « thérapie des zones » qu'il intégra dans ses traitements et dans sa pratique médicale de retour aux États-Unis. Le docteur Fitzgerald était particulièrement intrigué par le fait qu'il pouvait diminuer sensiblement la douleur chez un patient lors d'une intervention du nez ou de la gorge après avoir simplement appuyé sur certaines zones précises des mains.

Avec le temps, il parvint à établir une carte générale qui divisait le corps humain en dix zones d'énergies longitudinales, deux fois cinq zones de part et d'autre d'une ligne médiane partageant le corps en deux. Chacune des zones partait d'un des orteils et remontait le long du corps allant jusqu'à la tête pour redescendre vers le bras et la main, constituant dans l'organisme des sections de largeur identique. Le docteur Fitzgerald exerçait habituellement des pressions sur les régions du corps dont les os étaient peu protégés par la chair, privilégiant ainsi les pieds et les mains.

Le principe était d'exercer une pression constante, régulière et suffisante, pour soulager la douleur initiale en provoquant une autre douleur à distance, beaucoup plus supportable cette fois. À cet effet, il avait fréquemment recours à des accessoires comme des pinces ou des bracelets élastiques pour exercer les pressions sur les articulations des doigts.

Après de nombreuses recherches, il confirma qu'une pression au niveau des doigts et des orteils était susceptible de soulager une douleur dans une partie de la zone du corps correspondante. Le docteur Fitzgerald découvrit également qu'une affection du pharynx, du nez ou de la gorge pouvait être responsable, en dehors d'une irritation locale, de modifications pathologiques dans des parties du corps éloignées de l'infection initiale mais correspondantes à la même zone.

À l'époque, le docteur Fitzgerald fut très sujet aux critiques de la part de ses confrères et du monde médical en général, critiques auxquelles il répondait souvent qu'une simple démonstration était nettement plus convaincante qu'un long discours.

Les autres découvreurs, le Dr Bowers et le Dr Riley

Par la suite, le docteur Edwin F. Bowers rencontra Fitzgerald, étudia avec lui et publia de nombreux articles de presse sur la thérapie des zones. En dépit des réactions négatives de la majorité du corps médical, il trouva néanmoins le soutien d'un certain nombre de ses confrères, parmi lesquels le docteur Riley qui poursuivit ses recherches sur la réflexologie et apporta une contribution significative avec la technique dite « du crochet » ainsi appelée parce que les doigts du praticien doivent être courbés comme des crochets pour manipuler une zone réflexe.

La seconde grande figure de la réflexologie moderne : Eunice D. Ingham

Une autre grande pionnière de la réflexologie est l'Américaine Eunice D. Ingham qui fut formée par le docteur Riley. Elle mit au point sa propre méthode de réflexologie et publia des livres devenus des ouvrages de référence sur le sujet. Fascinée par les résultats positifs de la thérapie des zones, elle introduisit la réflexologie dans son service de physiothérapie et observa une remarquable accélération des processus de guérison après les interventions chirurgicales suite à ses traitements réflexologiques.

En 1930, elle démissionna de son poste pour s'installer comme réflexologue en clientèle privée. Sa réussite fut immédiate et l'on accourut de toute l'Amérique pour venir se faire soigner à son cabinet. Eunice D. Ingham consacra quarante ans de sa vie à cette pratique et à son enseignement.

La pionnière européenne : Doreen E. Bayly

En Angleterre, c'est une autre pionnière, Doreen E. Bayly, qui introduisit la réflexologie. Infirmière de formation, Mme Bayly étudia avec Eunice Ingham en Amérique avant de revenir en Grande-Bretagne au début des années 60. Mme Bayly fut très active dans la promotion de la réflexologie en Angleterre et dans tout le reste de l'Europe. Elle créa son propre cabinet puis son école de formation et réussit peu à peu à imposer la réflexologie, tant auprès du grand public que des professionnels.

LA RÉFLEXOLOGIE AU SEIN DES PRATIQUES DE SANTÉ

La réflexologie s'inscrit dans le cadre des médecines complémentaires. Elle aide l'organisme à retrouver son équilibre et crée les conditions favorables à l'autoguérison. à ce titre, elle est un facteur important du déclenchement du processus curatif mais ne guérit pas à proprement parler.

Par ailleurs, si l'on admet qu'environ 75 % des troubles traités sont liés au stress, elle permet une relaxation profonde et une détente psycho-corporelle qui participent grandement au processus de guérison et de prévention des maladies. La thérapie corporelle par le massage représente un moyen thérapeutique intéressant pour agir indirectement sur l'esprit et les émotions.

Les réflexologues affirment que le travail sur les zones réflexes permet d'harmoniser l'ensemble de l'organisme tant sur le plan physique que mental. On sait aujourd'hui, grâce aux découvertes de la psycho-neuro-immunologie, que les pensées ou émotions négatives finissent par affaiblir le système immunitaire favorisant secondairement l'apparition de maladies organiques ou psychiques.

> Un traitement par la réflexologie apportera au patient une relaxation intense libérant le corps de toutes tensions inutiles, favorisant du même coup le relâchement musculaire et améliorant la circulation sanguine.

La réflexologie a prouvé son efficacité à soulager et traiter un grand nombre de maux quotidiens. Elle est inoffensive, sans effets secondaires majeurs, convient aussi bien aux jeunes enfants qu'aux personnes âgées et représente un outil de choix pour la thérapie familiale. Pour autant, la réflexologie n'est pas une thérapie miracle et il faut savoir en reconnaître les limites afin de ne pas refuser un médicament ou une opération chirurgicale indispensables.

Faire appel à des thérapies complémentaires revient à prendre en main sa santé et son bien-être au-delà de la réflexologie. C'est aussi s'attacher à améliorer sa santé par toutes les voies possibles, qu'il s'agisse de l'alimentation, de la gestion du stress, de l'entretien physique ou de l'approche de la vie en général, toutes ces approches ayant un impact direct sur la santé.

CE QU'EN PENSENT LES SCIENTIFIQUES

Les scientifiques affirment fréquemment qu'il n'existe pas suffisamment de preuves objectives de l'efficacité des thérapies complémentaires pour leur donner un crédit médical. Ils se réfèrent pour cela aux résultats des recherches effectuées en double aveugle.

Dans ce type d'études, deux groupes de volontaires se voient administrer un médicament pour les uns et un placebo pour les autres, c'est-à-dire une pillule dépourvue de tout effet thérapeutique. Par ce biais, il est possible d'évaluer les effets réels d'un médicament ou d'une méthode. Avec surprise, on s'aperçoit fréquemment qu'un certain nombre de volontaires du groupe placebo connaissent également une amélioration de leur état et ce, par le simple fait qu'ils pensent réellement prendre un médicament.

Ce test est réalisé en double aveugle, c'est-à-dire que les soignants ignorent eux-mêmes la véritable nature du médicament prescrit. Si ce mode d'évaluation convient parfaitement à l'industrie pharmaceutique, il est moins adapté à l'évaluation des médecines complémentaires pour lesquelles il est très difficile de définir un modèle standard. Effet réel ou placebo, il est certain que le psychisme peut jouer une part déterminante dans la thérapie. En effet, pour certains patients, les effets bénéfiques obtenus sont dus dans une large mesure au réconfort psychologique procuré par ce type de traitement.

Pourtant, en dépit de ces problèmes d'appréciation en double aveugle, la réflexologie a fait l'objet de nombreuses expérimentations cliniques significatives. On a constaté qu'elle a pour effet de faciliter la circulation du sang et de la lymphe. Un grand nombre d'expériences conduites tant en Chine qu'aux États-Unis ont démontré que les patients soumis à un traitement par réflexologie en même temps qu'ils continuaient à suivre leur traitement médicamenteux habituel, éprouvaient de tels bénéfices qu'ils pouvaient généralement se passer de prendre ces médicaments ou en diminuer les doses. Toutefois, ces expérimentations restent encore marginales et il est nécessaire que d'autres études, plus approfondies, soient effectuées dans ce domaine pour que la réflexologie soit pleinement admise par le monde médical.

COMMENT FONCTIONNE LA RÉFLEXOLOGIE

Sur le plan scientifique, on pense que la stimulation des points de réflexologie pousse le cerveau à libérer des substances antalgiques naturelles, les endorphines, en même temps qu'elle réduit la tension musculaire, favorisant ainsi une meilleure circulation sanguine, lymphatique et énergétique.

> Comme l'acupuncture, la réflexologie est avant tout conseillée comme méthode préventive de santé et de bien-être. Elle aide à renforcer les défenses immunitaires, évitant ainsi à l'organisme de tomber malade. En général les effets bénéfiques sont immédiats mais quelquefois la guérison des troubles, surtout s'ils sont chroniques, est un peu plus longue et requiert plusieurs séances.

Pour les réflexologues, le corps se guérit de l'intérieur. La réflexologie vise à traiter l'individu dans sa globalité plutôt que les seuls symptômes et c'est ainsi que l'on peut qualifier la réflexologie de « thérapie complémentaire holistique ».

LES BIENFAITS DE LA RÉFLEXOLOGIE

La réflexologie induit une profonde relaxation

Le stress fait partie de notre vie quotidienne ; inévitable et très souvent mal géré, il effondre les défenses de l'organisme et nous rend plus vulnérables à la maladie. La relaxation profonde générée par un traitement de réflexologie procure un état de détente qui permet à l'organisme de réagir positivement face aux différentes agressions externes.

Après une séance on se sent généralement en forme et l'on éprouve une merveilleuse sensation de bien-être.

La réflexologie comme soin préventif

En rétablissant l'harmonie et l'équilibre dans le corps, la réflexologie permet de renforcer les processus de guérison naturelle de l'organisme. En aidant celui-ci à parvenir à une certaine homéostasie, elle libère les tensions qui sont sources de déséquilibre et facteurs de risque des maladies.

La réflexologie améliore la circulation

Les soins de réflexologie peuvent améliorer la circulation sanguine dans toutes les parties du corps. Ainsi, elle permet un meilleur apport d'oxygène et de substances nutritives à l'ensemble des cellules.

La réflexologie permet de désintoxiquer l'organisme

En stimulant les organes relatifs à l'élimination des toxines comme le foie, le côlon, la peau, les poumons, la réflexologie permet d'accroître efficacement l'ensemble des processus de détoxication du corps.

La réflexologie revitalise l'énergie de l'organisme

Une séance de réflexologie permet de redonner du tonus et une énergie nouvelle pour mieux faire face aux états de fatigue chronique et de léthargie.

La réflexologie calme l'esprit

Par son action indirecte sur le mental, la réflexologie permet une meilleure clarification des idées, améliore la concentration et l'attention.

La réflexologie améliore les déséquilibres émotionnels

La réflexologie permet de libérer les émotions négatives. En effet, bien des troubles physiques ont leurs origines dans des émotions psychiques négatives, ou non libérées, qui bloquent de ce fait la circulation de l'énergie vitale. Aux yeux des réflexologues, lorsque les émotions négatives sont évacuées, grâce au massage des zones réflexes correspondantes, des changements psychologiques surviennent, rétablissant un meilleur équilibre de la personne tant sur le plan mental que physique.

étude
des zones
réflexes
des pieds

L'APPAREIL URINAIRE

Pour la réflexologie, le système urinaire, qui comprend les reins, les uretères et la vessie, est très important car il permet l'élimination au premier chef des toxines de l'organisme qui sont également évacuées par la peau, le foie, la vésicule biliaire, les intestins et les poumons.

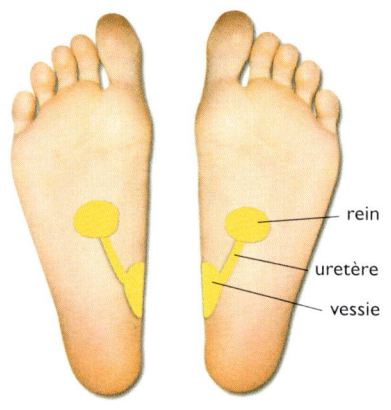

Les reins

Les deux reins ont la forme de haricots grands d'une douzaine de centimètres environ. Ils agissent comme un filtre qui permet de maintenir la composition et le volume des liquides corporels. Ils ont pour rôle d'épurer le sang des déchets métaboliques, empêchant ainsi les toxines de s'accumuler dans le corps et d'atteindre des taux dangereux pour la santé.

Un seul rein renferme plus d'un million de minuscules unités filtrantes appelées néphrons qui ont pour fonction la formation de l'urine. Les reins sont positionnés sur l'arrière de la paroi abdominale à gauche et à droite des vertèbres entre la onzième dorsale et la troisième lombaire.

Les uretères

Les uretères sont deux longs conduits qui véhiculent l'urine des reins à la vessie.

La vessie

La vessie, poche musculaire creuse, située juste derrière l'os pubien, a pour fonction d'être le réservoir de l'urine. Elle a la faculté de se distendre et peut contenir jusqu'à 600 ml d'urine formée en permanence et en goutte à goutte par les reins.

Lorsque la vessie est pleine, le système nerveux alerte le cerveau et déclenche le besoin d'uriner ; l'urine est alors expulsée par l'urètre.

Les zones réflexes de l'appareil urinaire

Les reins

La zone réflexe des reins se trouve au milieu de la plante du pied ; la zone réflexe du rein droit se trouve sur le pied droit, celle du rein gauche sur le pied gauche.

Les uretères

Les zones réflexes des uretères se trouvent sur la face plantaire des pieds et relient celle des reins à celle de la vessie en descendant transversalement en direction de la face interne.

La vessie

La zone réflexe de la vessie est située sur le bord intérieur des deux pieds, juste en avant du talon. Elle est très proche de celle de la colonne vertébrale au niveau lombaire.

Troubles et pathologies de l'appareil urinaire

Grâce à la réflexologie, on peut traiter efficacement un grand nombre de troubles de la sphère urinaire parmi lesquels la cystite, l'incontinence, les douleurs des coliques néphrétiques, l'énurésie (pipi au lit), les spasmes de la vessie… et bien d'autres problèmes liés à l'élimination des toxines ou de circulation comme dans l'hypertension artérielle par exemple, sur lesquels les reins agissent de façon indirecte.

ÉTUDE DES ZONES RÉFLEXES DES PIEDS

Le massage des zones réflexes

Pour masser efficacement la zone réflexe des reins située sur chaque pied, faites glisser votre pouce juste au-dessus de la ligne de la taille en empaumant les orteils avec votre autre main pour maintenir le pied. Le point localisé et le bout de votre pouce pointé en direction des orteils, exercez une pression profonde d'une minute environ puis effectuez en douceur plusieurs mouvements circulaires.

Tournez ensuite votre pouce afin qu'il pointe vers le bas et faites-le progresser en effectuant des pressions alternées jusqu'au point réflexe de l'uretère situé à l'intérieur du pied ; massez cette zone par des glissés successifs du pouce puis poursuivez jusqu'à la zone réflexe de la vessie sur le bord interne du pied au niveau de la malléole interne de la cheville.

En cas de problème, cette zone peut souvent vous sembler légèrement enflée. Stimulez la zone par une série de pressions alternées suivies de petits mouvements circulaires.

LE CŒUR ET L'APPAREIL CIRCULATOIRE

Pour un état de santé optimal et un bon fonctionnement de l'organisme tout entier, une bonne circulation sanguine et un travail efficace de la pompe cardiaque sont essentiels. La réflexologie permet une stimulation globale de ces fonctions et a des bienfaits sur le travail du muscle cardiaque.

Le cœur

Chaque fois que le cœur bat, il envoie du sang dans les artères pour oxygéner et nourrir l'ensemble des tissus de l'organisme. La pression sanguine est donnée par la pression que le sang exerce sur les artères et varie en fonction des battements cardiaques, 70 à 80 pulsations par minute en moyenne, et de l'état dans lequel se trouvent les artères. Des capillaires, le sang repasse dans les veines pour retourner au cœur où il est acheminé ensuite aux poumons afin de libérer le dioxyde de carbone, collecter l'oxygène et revenir au cœur pour un nouveau cycle.

Le cœur est situé au centre du thorax entre les deux poumons, les deux tiers de sa masse se trouvant sur le côté gauche du thorax et le tiers restant sur le côté droit.

La zone réflexe du cœur

La zone réflexe du cœur est située sur le pied gauche uniquement, sur la partie plantaire centrale juste au-dessus de la ligne du diaphragme recouvrant le bas de la zone en rapport avec le poumon gauche.

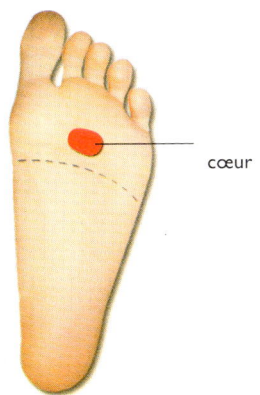

cœur

Troubles et pathologies du système cardio-vasculaire

Le travail sur le point réflexe cardiaque permet de soulager et d'aider au traitement d'un grand nombre de pathologies cardio-vasculaires : angine de poitrine, infarctus, arythmie cardiaque, palpitations… Il améliore également l'irrigation sanguine dans l'ensemble du corps et contribue ainsi à l'amélioration de l'état de santé général. On le massera également dans tous les cas de problèmes circulatoires de type artérite, varices, jambes lourdes, hypo- et hypertension artérielles…

Le massage de la zone réflexe

Saisissez le pied gauche avec votre main gauche, les doigts de votre main droite reposant sur le dessus du pied, le pouce contre la plante du pied. En effectuant des mouvements circulaires du pouce, massez la zone réflexe du cœur située entre la ligne de la ceinture scapulaire et la ligne du diaphragme. Si cette zone n'est pas douloureuse, n'augmentez pas pour autant la pression avec votre pouce, on déconseille en effet une trop forte pression sur cette zone réflexe surtout si le patient a des problèmes cardiaques.

L'APPAREIL RESPIRATOIRE

Il comprend tous les organes chargés de la respiration ; il a pour fonction de fournir à toutes les cellules de l'organisme l'oxygène dont il a besoin. Il se compose du nez, de la bouche, de la gorge, du larynx, de la trachée, des bronches et des poumons.

Les voies aériennes sont le nez, la bouche, la gorge, le larynx, la trachée, les bronches. Il ne se produit pas d'échanges gazeux dans les voies aériennes chargées uniquement de conduire l'air, de le réchauffer et de l'humidifier lors de son passage. L'air est inspiré par le nez ou la bouche, il passe ensuite dans le pharynx puis dans la trachée qui se ramifie en deux bronches le conduisant aux poumons. Chaque bronche se divise ensuite en petits tubes appelés bronchioles qui conduisent l'air aux sacs alvéolaires composés de fines parois garnies de vaisseaux sanguins appelés capillaires où s'effectuent les échanges gazeux. À ce niveau l'oxygène passe dans la circulation sanguine tandis que le gaz carbonique et d'autres déchets métaboliques sont évacués. Les deux poumons, situés à gauche et à droite de la cavité thoracique, sont protégés par les côtes et le diaphragme, muscle puissant qui permet la respiration.

Les zones réflexes de l'appareil respiratoire

Les zones réflexes du **nez** et de la **gorge** se situent sur le dessus du gros orteil au niveau de la jointure avec le pied.
Celle de la **trachée** se situe en avant de la zone précédente, le long du gros orteil.

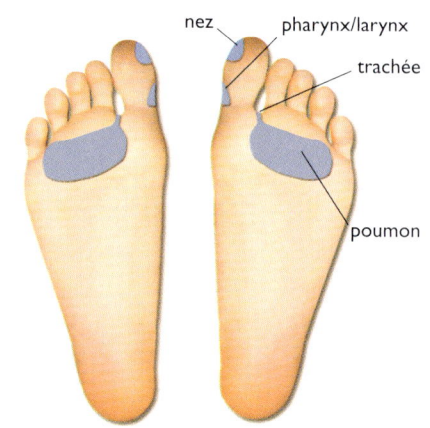

La zone réflexe des **poumons** se trouve au-dessus de la ligne du diaphragme, en dessous des coussinets plantaires des pieds droit et gauche. La zone réflexe du **larynx** se trouve à la base de l'articulation du gros orteil, entre ce dernier et le deuxième orteil. Les zones réflexes de l'appareil respiratoire se situent symétriquement sur les deux pieds, droit et gauche.

Troubles et pathologies de l'appareil respiratoire

On traitera les zones réflexes de l'appareil respiratoire dans les cas de toux, rhumes, asthme, bronchite, emphysème, pneumonie, difficultés respiratoires, hyper-ventilation, crises d'angoisse, troubles de la voix, enrouement, aphonie.

Le massage des zones réflexes

Afin de traiter le poumon droit, maintenez le pied droit avec votre main droite au niveau des orteils, les doigts sur le dessus et le pouce en dessous. Fléchissez légèrement les orteils vers l'arrière puis faites progresser votre pouce gauche verticalement de la ligne du diaphragme à celle de la ceinture scapulaire sur toute la zone réflexe des poumons. Faites ensuite progresser le pouce horizontalement sur toute la zone afin de bien la décongestionner. Procédez de la même manière sur l'autre pied. Pour masser les zones réflexes de la trachée du nez et de la gorge, rabattez délicatement les orteils vers vous, puis faites progresser très doucement votre pouce ou votre index verticalement sous le dessus du pied au niveau des zones correspondantes sur lesquelles vous exercerez une pression continue d'une à deux minutes suivie de petits cerclages avec la pulpe du pouce.

L'APPAREIL DIGESTIF

La réflexologie est particulièrement efficace dans le traitement des troubles de l'appareil digestif, qu'ils soient d'origine organique ou fonctionnelle, notamment chez les sujets sensibles au stress. L'appareil digestif comprend l'œsophage, l'estomac, l'intestin grêle, le gros intestin ou côlon, le foie, la vésicule biliaire et le pancréas. L'ensemble du système digestif a pour fonction de décomposer les molécules des aliments en éléments moins complexes qui seront absorbés par le sang et utilisés comme source d'énergie par les organes et tissus de l'organisme. Les aliments non digérés seront ensuite expulsés par le rectum et l'anus. La nourriture passe de la bouche à l'œsophage, descend ensuite dans l'estomac puis va dans l'intestin grêle et le gros intestin. Foie, vésicule biliaire et pancréas participent également à l'ensemble de la digestion.

Les dents entraînent la réduction mécanique du bol alimentaire et favorisent, grâce à la mastication et le mélange avec la salive, la prédigestion. On affirme ainsi qu'un aliment bien mâché est plus qu'à moitié digéré.

L'œsophage est un tube musculeux qui conduit la nourriture de la bouche à l'estomac.

L'estomac est situé dans la cavité abdominale dans sa partie supérieure et ressemble à un sac creux prêt à recevoir le bol alimentaire. C'est dans l'estomac que se produit le mélange des aliments avec les sucs digestifs afin de préparer l'arrivée de la nourriture dans le duodénum.

L'intestin grêle se compose de trois parties : le duodénum, le jéjunum et l'iléon. Il reçoit les aliments en provenance de l'estomac et constitue le lieu principal de la décomposition de la nourriture puis de l'absorption des particules alimentaires. Ces processus digestifs sont favorisés par les sécrétions du pancréas et de la vésicule biliaire. On peut imaginer l'intestin grêle ressemblant à un long tube souple de 6 à 7 mètres de long disposé en lacets dans l'abdomen.

Le gros intestin ou côlon débute par la valve iléo-cæcale qui a pour fonction de réguler le passage des aliments de l'intestin grêle au gros intestin. Le gros intestin remonte sur le côté droit de l'abdomen en côlon ascendant puis traverse le corps de droite à gauche par le côlon transverse, tourne au niveau de la rate pour redescendre ensuite avec le côlon descendant vers le milieu du corps et se transforme en côlon sigmoïde pour déboucher sur le rectum terminé par l'anus. La fonction principale du gros intestin est d'absorber l'eau et les sels minéraux de manière à économiser les liquides corporels ; il sert également à stocker les matières fécales avant leur expulsion. Le bol fécal intestinal est propulsé par des vagues péristaltiques qui correspondent aux mouvements ondulatoires de la musculature intestinale qui se contracte puis se relâche. Le foie est la plus grosse glande de l'organisme, il pèse chez l'adulte entre 1,2 et 1,8 kilos. Il est situé dans la partie supérieure droite de l'abdomen, protégé par les côtes. Il a pour fonction la désintoxication, le stockage des nutriments ainsi que la production de bile mise en réserve dans la vésicule biliaire. Les sels biliaires fractionnent les graisses, contribuant ainsi à l'absorption des lipides alimentaires et des vitamines liposolubles. La vésicule biliaire est située sous le lobe droit du foie et stocke la bile sécrétée par le foie qui est ensuite libérée dans le canal cholédoque puis dans l'intestin grêle au niveau du duodénum.

Le pancréas mesure environ 15 cm de long, occupant l'espace compris entre l'estomac et la colonne vertébrale ; il assure deux fonctions essentielles : la production du sucre sanguin et de l'insuline qui module le taux du sucre sanguin (glycémie) dans l'organisme. Il produit également diverses enzymes digestives qui ont pour fonction de décomposer les protéines, les hydrates de carbone et les matières grasses en molécules plus petites afin de faciliter leur absorption par l'intestin grêle.

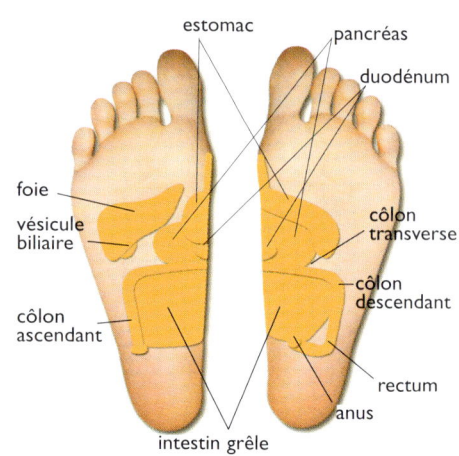

Les zones réflexes de l'appareil digestif

Les dents

La zone réflexe de la mâchoire supérieure se situe en dessous de l'ongle du gros orteil. Celle de la mâchoire inférieure au-dessous, à mi-chemin entre les deux articulations du gros orteil. Les autres zones réflexes des dents se situent sur les deux pieds, sur les faces supérieures des différents orteils.

L'œsophage

La zone réflexe de l'œsophage se situe sur la plante du pied et va de la jointure du gros orteil jusqu'à la zone réflexe de l'estomac.

L'estomac

La zone réflexe de l'estomac se situe également sur la plante des deux pieds au-dessus de la ligne de la taille et en dessous de celle du diaphragme juste en dessous du coussinet plantaire appelé petite voûte. Cette zone couvre approximativement la largeur d'un pouce.

Les intestins

L'intestin grêle correspond à une large zone au-dessous de la taille sur chacun des deux pieds à l'intérieur de la zone du côlon. Le duodénum a sa zone réflexe en dessous du point de l'estomac également au niveau de la face plantaire des deux pieds.

Sous le pied droit se trouvent la zone du côlon ascendant et la première moitié du côlon transverse ; sous le pied gauche la seconde moitié du côlon transverse, le côlon descendant, le sigmoïde, le rectum et l'anus.

Le foie, la vésicule biliaire et le pancréas

Le foie a sa zone réflexe sous le pied droit uniquement, dans la région comprise entre le diaphragme et la taille.

La vésicule se trouve également sur le pied droit dans le voisinage immédiat du point réflexe du foie.

La zone réflexe du pancréas se trouve au-dessous du niveau du diaphragme et au-dessus de celui de la taille juste en dessous de la zone réflexe du duodénum sur chacun des deux pieds.

Troubles et pathologies
de l'appareil digestif

Les troubles digestifs soulagés ou améliorés par la réflexologie plantaire sont nombreux, parmi ceux-ci on peut citer : les brûlures d'estomac, l'indigestion, la hernie hiatale, l'ulcère gastro-duodénal, la constipation, les flatulences (gaz intestinaux), les hémorroïdes, l'hépatite, la colite, les calculs biliaires, les allergies alimentaires, les problèmes dentaires, les vomissements, le diabète.

Le massage des zones réflexes

Les dents

Maintenez l'extrémité du pied avec une main, tandis que vous faites progresser l'index de votre autre main de l'extrémité jusqu'à la base de chacun des orteils.

Estomac, pancréas, duodénum

Pour masser ces zones réflexes sous le pied droit, tenez le pied de la main gauche avec vos doigts sur le dessus, le pouce en dessous. Placez ensuite votre pouce gauche juste sous la ligne diaphragmatique sur le versant interne du pied. Faites-le ensuite progresser horizontalement en couvrant ces différentes zones jusqu'à la partie située entre la ligne du diaphragme et celle de la taille.

Procédez ensuite de la même manière pour l'autre pied.

Intestin grêle

Commencez par masser la zone correspondante sur le pied droit en maintenant le pied avec votre main gauche et faites progresser lentement votre pouce droit par des pressions alternées, horizontalement du bord interne du pied, du dessous de la ligne de la taille jusqu'à la ligne de la ceinture pelvienne. La zone réflexe de l'intestin grêle est entourée par celle du gros intestin. Procédez de façon identique pour masser les zones réflexes sur l'autre pied.

Gros intestin

Placez votre pouce juste au-dessus de la ligne de la ceinture pelvienne près du bord externe du pied droit ; vous pouvez sentir à ce niveau une légère dépression correspondant au point réflexe de la valvule iléo-cæcale. Avec votre pouce gauche exercez une pression d'une minute environ puis relâchez en effectuant plusieurs mouvements circulaires tout en maintenant la pression. Faites ensuite progresser votre pouce gauche par une série de pressions alternées vers le haut le long de la zone du côlon ascendant en direction de la taille ; tournez le pouce à 90 degrés vers la droite et, toujours en exerçant des pressions alternées, faites-le progresser horizontalement le long de la zone réflexe du côlon transverse qui longe la taille jusqu'à ce que vous ayez atteint le bord interne de la plante du pied.

Sur le pied gauche, tout en exerçant des pressions alternées, faites progresser votre pouce gauche le long du côlon transverse, en suivant la ligne de la taille jusqu'au bord externe du pied gauche, puis changez de main et faites progresser votre pouce droit vers le bas sur la zone du côlon descendant en direction du talon jusqu'à atteindre la ligne du plancher pelvien. Tournez ensuite le pouce de 45 degrés et massez la zone réflexe du côlon sigmoïde en effectuant des petits mouvements circulaires.

Le foie et la vésicule biliaire

La zone réflexe du foie et de la vésicule biliaire se situe sur le pied droit uniquement et correspond à un triangle qui s'étend du côté interne du pied, de la ligne du diaphragme à la ligne de la taille, et remonte en diagonale du côté externe du pied jusqu'au niveau de la ligne du diaphragme. Pour masser cette zone, fléchissez les orteils vers l'arrière en maintenant le pied avec votre main droite et exercez des pressions alternées de votre pouce gauche sur toute la surface en diagonale et dans les deux sens. Localisez le point réflexe de la vésicule biliaire situé entre la ligne du diaphragme et celle de la taille en face du quatrième orteil.

On sent généralement à ce niveau une petite dépression ou un léger renflement. Avec votre pouce massez ce point par des rotations circulaires de la pulpe du pouce tandis que votre autre main soutient toujours le pied.

LE SYSTÈME ENDOCRINIEN

La réflexologie donne d'excellents résultats dans le traitement des troubles endocriniens. Le sentiment de bien-être comme les états physiques, psychiques et émotionnels sont directement influencés par le métabolisme hormonal.

Les glandes constituant le système endocrinien sont les suivantes : l'hypophyse, la thyroïde, les parathyroïdes, les surrénales, le pancréas et les gonades (glandes de la reproduction).

L'hypophyse

On considère souvent l'hypophyse comme le chef d'orchestre du système endocrinien. Malgré sa petite taille, elle contrôle l'action de nombreuses autres glandes et la sécrétion de leurs hormones. L'hypophyse a un rôle important sur la croissance, sur les sécrétions de la thyroïde, les surrénales, les gonades et par voie de conséquence sur l'ensemble du métabolisme.

Elle a une influence sur la pression sanguine, l'équilibre des fluides organiques, le développement et la maturation sexuelle, la fécondité, l'utérus et les glandes mammaires et bien d'autres fonctions.

La glande pinéale, liée au fonctionnement de l'hypophyse et de l'hypothalamus, sécrète une hormone, la mélatonine, qui agit sur le sommeil, l'humeur et les comportements.

La thyroïde

C'est une glande bilobée située au niveau du cou. Elle a une action sur la croissance et l'activité, ainsi que sur le métabolisme. Elle joue un rôle au niveau du rythme et de l'activité cellulaire produisant chaleur et énergie ; celle-ci peut être augmentée par la production de thyroxine sécrétée par la thyroïde.

Une hyperactivité ou une hypoactivité de cette glande influence le bien-être tant psychique que physique. Par ailleurs, la glande thyroïde fabrique également une autre hormone appelée calcitonine qui joue un rôle important sur la teneur en calcium du sang et agit en opposition par rapport aux hormones produites par les glandes parathyroïdes. La calcitonine favorise également la fixation du calcium sur les os.

Les parathyroïdes

Ce sont de petites glandes situées en arrière de la thyroïde au niveau du cou. Elles sécrètent une hormone appelée parathormone qui régule les niveaux de calcium et de phosphore dans le sang.

Les surrénales

Les surrénales sont des glandes situées au-dessus de chacun des deux reins. Elles sont composées de deux parties, l'une externe, la corticosurrénale, et l'autre interne, la médullosurrénale, qui sécrètent l'adrénaline et la noradrénaline. L'adrénaline est une hormone mise en jeu lors des états de stress et qui a pour fonction de préparer l'organisme aux réactions d'attaque ou de fuite lorsqu'une situation s'avère dangereuse pour sa survie.

Elle augmente l'apport sanguin dans les régions du corps qui en ont besoin, comme le cerveau, les muscles, le cœur et les poumons représentant les zones vitales à préserver en cas de stress et de danger.

Ces sécrétions hormonales augmentent par ailleurs le rythme cardiaque et la pression sanguine et provoquent simultanément une libération accrue de glucose qui constitue une source d'énergie supplémentaire. La corticosurrénale a un rôle bien différent, elle produit des hormones qui agissent sur le métabolisme des hydrates de carbone, sur les sels minéraux et les hormones sexuelles. Elle influe également sur le tonus musculaire, l'état général et contribue à la défense de l'organisme contre les réactions allergiques ou inflammatoires.

Le pancréas

Cette glande offre la particularité d'être à la fois une glande endocrine avec des sécrétions véhiculées par le sang et exocrine avec des sécrétions directes.

D'un côté, le pancréas produit des sucs digestifs, de l'autre, sa fonction endocrine consiste à produire l'insuline, hormone qui limite le taux de glucose dans le sang. Il permet de régler avec précision cette première source d'énergie utilisée par l'ensemble de l'organisme et plus particulièrement par le cerveau.

Le pancréas intervient donc dans le métabolisme général des hydrates de carbone. Les **gonades** ou **glandes sexuelles** sont représentées par les ovaires chez la femme et par les testicules chez l'homme, nous les étudierons avec l'appareil reproducteur.

Les zones réflexes de l'appareil endocrinien

L'hypophyse

La zone réflexe de l'hypophyse et de la glande pinéale se trouve au centre de la pulpe du gros orteil sur les deux pieds.

La thyroïde

La zone réflexe se trouve sur chacun des deux pieds au-dessus du mont du gros orteil, plus particulièrement dans la partie supérieure de cette zone entre le premier et le deuxième métatarsien et la phalange du gros orteil.

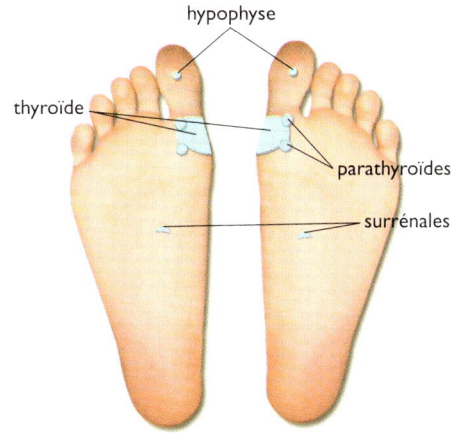

Les parathyroïdes

La zone réflexe des parathyroïdes est associée à celle de la thyroïde mais se situe plus particulièrement sur une ligne allant depuis la palmure reliant le gros orteil aux doigts suivants. Cette zone existe sur les deux pieds et comprend une partie supérieure et une partie inférieure correspondant au haut et au bas des glandes de chaque côté du corps.

Les surrénales

La zone réflexe des glandes surrénales se trouve juste au-dessus de celle des reins dans la partie plantaire du pied située légèrement au-dessus du niveau de la taille. La surrénale droite est représentée sur le pied droit, la surrénale gauche sur le pied gauche.

Le pancréas

Nous avons déjà étudié la zone réflexe du pancréas avec celle de l'appareil digestif.

> Troubles et pathologies
> du système endocrinien

On retrouve les problèmes liés au fonctionnement de chacune des glandes : troubles de l'hypophyse, de la glande thyroïde, hyperthyroïdie ou hypothyroïdie, des parathyroïdes, des glandes surrénales et du pancréas. Les zones réflexes de ces glandes sont importantes à solliciter dans tous les désordres du métabolisme, que ce soit celui des lipides, des protéines, des glucides, des sels minéraux et les déséquilibres en eau. On stimulera ces zones réflexes dans les cas de problèmes rénaux, de régulation de la pression artérielle, de problèmes d'hormones sexuelles, d'inflammation, de manque de tonus, d'allergie et dans toutes les pathologies liées au stress. Pour le pancréas on stimulera cette zone en cas de diabète ou de troubles de la régulation du taux de glucose dans le sang, comme les hypoglycémies.

Le massage des zones réflexes

L'hypophyse

Imaginez une ligne séparant de haut en bas la partie charnue du dessous du gros orteil. Le point réflexe est situé approximativement au milieu de cette ligne ; placez les doigts de votre main droite sur le dessus des orteils et le pouce en dessous. Avec l'extrémité de votre pouce gauche exercez des pressions alternées sur le point réflexe qui est souvent sensible voire douloureux. On peut également effectuer quelques cerclages pour relaxer la zone en fin de pression. Procédez de manière identique pour l'autre pied en inversant les positions.

Les glandes thyroïdes et parathyroïdes

Avec votre main gauche fléchissez les orteils du pied droit vers l'arrière et placez votre pouce droit sur la partie charnue de la plante du pied gauche sous le gros orteil au-dessus de la ligne du diaphragme.

Effectuez des pressions alternées avec une progression du pouce décrivant une courbe du bas vers le haut jusqu'à ce que vous arriviez entre le gros orteil et le second orteil. Recommencez plusieurs fois jusqu'à ce que vous traitiez l'ensemble de la zone réflexe. Appliquez ensuite la partie plate de votre pouce sur le point réflexe de la glande thyroïde et effectuez plusieurs mouvements circulaires. Le point réflexe des glandes parathyroïdes se situe légèrement vers l'intérieur du pied par rapport à celui de la glande thyroïde.

Déplacez alors votre pouce vers le centre pour localiser ce point puis appliquez doucement des pressions à cet endroit ; effectuez ensuite plusieurs mouvements circulaires pour relaxer la zone. Procédez de manière identique pour l'autre pied.

La glande surrénale

Le point réflexe de la glande surrénale est situé à mi-chemin entre la ligne du diaphragme et celle de la taille, juste au-dessus de la zone réflexe des reins. Soutenez le pied droit avec votre main droite, les doigts sur le dessus des orteils, et placez votre pouce gauche sur le point réflexe.

Effectuez quelques cerclages sur cette zone puis, avec votre main gauche, vous pouvez encore accroître la stimulation du point en fléchissant le pied sur votre pouce afin d'effectuer une rotation du pied sur le pouce. Massez ensuite la zone réflexe sur l'autre pied de façon identique.

L'APPAREIL REPRODUCTEUR

La réflexologie agit à plusieurs niveaux sur l'appareil reproducteur. Elle est efficace dans la régulation hormonale des gonades mais agit également directement sur les organes. L'appareil reproducteur comprend les organes génitaux, féminins ou masculins.

Les organes génitaux féminins

Les ovaires, les trompes et le vagin

Les deux ovaires contiennent ensemble un demi-million d'ovules environ. Les trompes sont des tuyaux musculeux d'une douzaine de centimètres dont l'une des ouvertures se trouve à proximité de l'ovaire et l'autre débouche au niveau de l'angle supérieur de l'utérus de chaque côté de celui-ci. Les ovaires sécrètent les œstrogènes et la progestérone, hormones responsables du développement sexuel et des caractères sexuels secondaires. À partir de la puberté, la femme connaît une production cyclique d'ovules, qui sont les cellules de la reproduction, qui se poursuit jusqu'à la ménopause excepté dans les périodes de grossesse ou dans le cas de certaines maladies. L'utérus se trouve au centre du bassin derrière la vessie et légèrement au-dessus, il débouche sur le vagin.

La poitrine

Jusqu'à l'âge de dix-douze ans environ, la poitrine féminine ne se distingue pas de celle des garçons. À la puberté, les hormones sexuelles agissent sur le développement des seins. La poitrine se compose de glandes mammaires, du tissu adipeux et conjonctif.

Les organes génitaux masculins

Les testicules et le pénis

Les testicules produisent des spermatozoïdes, qui sont les cellules de la reproduction, ainsi que la testostérone. Dès la puberté cette dernière hormone est, avec les androgènes sécrétées par les corticosurrénales, responsable de l'apparition des caractères sexuels mâles secondaires. Les testicules sont situés dans les bourses et suspendus par les cordons spermatiques.

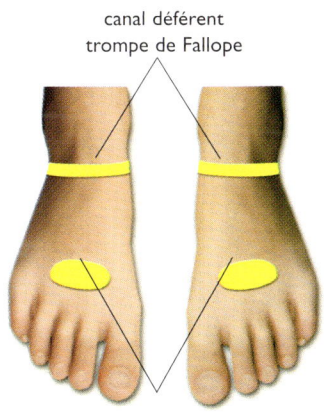

canal déférent
trompe de Fallope

poitrine/zone mammaire

Au niveau du pénis on distingue la verge et le gland. La partie principale de la verge est le corps caverneux qui se remplit de sang lors de l'érection afin de la rendre dure et ferme. L'urètre se situe dans la partie inférieure du pénis qui, parallèlement à son rôle d'organe reproducteur, élimine également l'urine de la vessie.

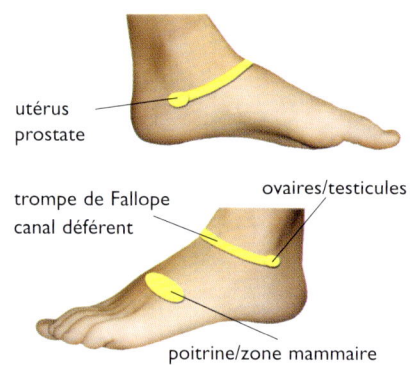

- utérus prostate
- trompe de Fallope / canal déférent
- ovaires/testicules
- poitrine/zone mammaire

La prostate

La prostate est une glande qui se situe à la partie inférieure de la vessie et entoure la partie postérieure des uretères. La prostate secrète un liquide laiteux qui contribue à maintenir le pouvoir fécondant des spermatozoïdes.

Les zones réflexes de l'appareil reproducteur

Les ovaires et les testicules

La zone réflexe des ovaires chez la femme et des testicules chez l'homme est située sur la partie interne du talon, sous la malléole externe.

L'utérus et la prostate

La zone réflexe de l'utérus chez la femme et de la prostate chez l'homme se situe à l'intérieur des deux talons juste au-dessus du calcanéum sous la malléole interne.

Troubles et pathologies de l'appareil reproducteur

Le massage par réflexologie sera utile dans de nombreux cas parmi lesquels : le déficit de production des hormones sexuelles féminines ou masculines, les troubles de la reproduction, l'ovulation douloureuse, les douleurs menstruelles, les cycles irréguliers, les kystes gynécologiques, les syndromes pré-menstruels, en cas d'infection gynécologique et de kystes mammaires chez la femme, d'hypertrophie de la prostate, d'infection génitale, d'impuissance et de troubles de la reproduction chez l'homme.

Le massage des zones réflexes

Les glandes mammaires

Pour masser cette zone sur le pied droit, entourez le bout du pied de votre main gauche en plaçant vos doigts au-dessus puis rabattez les orteils vers vous. Faites progresser votre index verticalement sur le dessus du pied, de la base des orteils jusqu'au niveau de la ligne du diaphragme en couvrant toute la zone. Vous pouvez masser cette zone avec votre index, avec plusieurs doigts ou avec votre pouce.

La prostate et l'utérus

Les zones réflexes des organes reproducteurs se situent autour de la cheville, prostate et utérus sous la cheville du côté interne du pied. Placez l'index sur la malléole interne de la cheville et le majeur sur l'extrémité du talon et imaginez une ligne droite passant entre vos doigts ; la zone réflexe de la prostate ou de l'utérus se situe au milieu de cette ligne imaginaire. Placez ensuite l'index ou le pouce sur ce point réflexe et exercez une légère pression d'une à deux minutes avant d'effectuer plusieurs mouvements circulaires pour relaxer la zone puis pratiquez de manière identique sur l'autre pied en inversant les positions.

Les testicules et les ovaires

Ces zones réflexes se trouvent sous la cheville, du côté externe du pied. Pour les localiser procédez de manière identique à la localisation des points réflexes de la prostate et de l'utérus sur la partie interne du pied. Tracez une diagonale imaginaire de la malléole externe à l'extrémité du talon, la zone réflexe se situe au milieu de celle-ci. Avec votre index ou le pouce, exercez une légère pression pendant une à deux minutes puis effectuez de petits mouvements circulaires sur la zone réflexe et pratiquez ensuite de la même manière sur l'autre pied.

LE SYSTÈME LYMPHATIQUE

Le système lymphatique est aussi un système circulatoire, comme le système vasculaire, avec lequel il fonctionne en relation étroite. Les canaux lymphatiques sont présents dans tout l'organisme et contiennent un fluide appelé lymphe.

Tout comme le système circulatoire, le système lymphatique est constitué d'un réseau de canaux de tailles très variables commençant par de très fins capillaires qui deviennent progressivement des vaisseaux plus importants transportant la lymphe dans les différentes parties du corps. Celle-ci a une composition similaire à celle du plasma sanguin mais à teneur moins élevée en protéines. Elle a pour rôle d'épurer le sang des germes et contient les déchets du métabolisme cellulaire qui sont rejetés dans le système veineux.

Le système lymphatique a pour principale fonction la défense immunitaire de l'organisme. Il est présent dans l'ensemble du corps. Il est à noter qu'en dehors des points réflexes spécifiques, un massage global des pieds agit déjà sur l'ensemble du système lymphatique. Les ganglions lymphatiques sont des agrégats de tissus lymphatiques répartis le long du système dans certaines régions du corps. Les ganglions lymphatiques les plus connus sont les amygdales. Les ganglions sont enflammés et gonflés lorsque les globules blancs se rassemblent pour combattre et neutraliser un germe pathogène. On les retrouve localisés principalement dans les régions de l'aine et des aisselles, au cou, au thorax et dans l'abdomen. C'est dans les ganglions que la lymphe est filtrée et que les agents pathogènes sont ingérés par les lymphocytes chargés de protéger et de

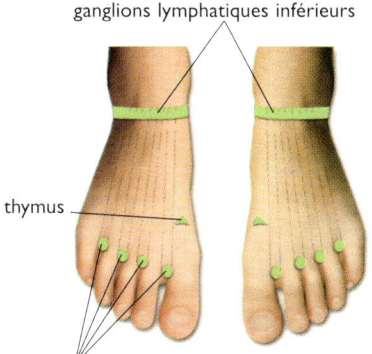

ganglions lymphatiques inférieurs
thymus
ganglions lymphatiques supérieurs

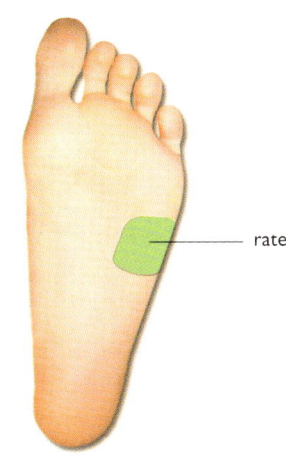

rate

défendre l'organisme. Ce mécanisme complexe permet de purifier la lymphe avant son retour au système sanguin via les veines.

La rate et le thymus font également partie du système lymphatique. La rate a pour fonction de produire des lymphocytes ; par ailleurs, elle décompose les globules rouges anciens et recycle l'hémoglobine. Elle est située sur le côté gauche de l'abdomen au-dessus de la taille entre le rein gauche, l'estomac et le côlon transverse. Enfin, la rate a également un rôle de mise en réserve du sang. Le thymus, quant à lui, joue un rôle essentiel dans le développement du système immunitaire, notamment avant la puberté. Il est situé dans la cavité thoracique près du cœur.

Les zones réflexes du système lymphatique

Les zones réflexes des **ganglions supérieurs** se situent sur chaque pied à la racine de chacun des orteils. Les zones réflexes des **ganglions inférieurs du bassin et de l'aine** se situent sur le dessus du pied sur l'ensemble de la zone en avant des os de la cheville.

Les zones réflexes des **ganglions lymphatiques de la poitrine et de l'abdomen** se situent sur le dessus du pied entre les zones réflexes des ganglions lymphatiques du haut du corps et des ganglions lymphatiques inguinaux et du bassin.

La zone réflexe de la **rate** se trouve sur la plante du pied gauche en dessous du diaphragme et au-dessus de la ligne de la taille, en dessous du point réflexe du cœur.

La zone réflexe du **thymus** se trouve sur la plante des deux pieds au niveau du gros orteil.

La zone réflexe des **amygdales** se trouve sur les gros orteils à gauche et à droite en avant de l'articulation.

Troubles et pathologies du système lymphatique

Le système lymphatique permet avant tout de lutter contre les infections et agents pathogènes. Les zones réflexes du système lymphatique sont donc très importantes à drainer dans tous les cas d'infection. On n'oubliera pas de stimuler également la zone réflexe de la rate qui fait également partie du système lymphatique.

On massera ces points réflexes dans les infections courantes telles que : l'infection des oreilles, de la gorge, le zona, la fatigue chronique, des grosseurs au sein (provoquées par l'obstruction des ganglions lymphatiques), également dans tous les cas d'œdèmes, de jambes lourdes et de cellulite. On massera également ces zones réflexes lorsque l'organisme manque d'anticorps et dans certaines maladies graves comme le cancer et le sida pour stimuler l'ensemble du système immunitaire.

Le massage des zones réflexes

Les ganglions lymphatiques supérieurs et inférieurs

Pour masser cette zone située entre chacun des orteils, soutenez le pied droit avec votre main gauche puis, avec votre pouce et votre index droit, pincez légèrement la peau entre chacun des orteils avant d'effectuer un point de pression plus appuyé. Entourez le bout du pied de votre main gauche en plaçant vos doigts sous le dessus et en rabattant les orteils vers l'avant. Faites progresser vos doigts verticalement sur le dessus du pied, de la base de chacun des orteils jusqu'au cou de pied, en avant de l'articulation, sur la zone des ganglions lymphatiques inférieurs. On peut également soutenir le pied en plaçant le poing gauche sous les orteils en faisant progresser les doigts sur le dessus du pied

ÉTUDE DES ZONES RÉFLEXES DES PIEDS

de la même façon. Massez ensuite avec la base du pouce ou l'index l'ensemble de la zone des ganglions lymphatiques inférieurs en progressant de droite à gauche et inversement, puis massez l'ensemble du système lymphatique et des ganglions sur l'autre pied.

La rate

La zone réflexe de la rate se trouve uniquement sur le pied gauche. Tenez le pied gauche avec la main gauche et exercez une pression avec le pouce droit juste sous la ligne du diaphragme, du côté externe. Avec une pression alternée progressez horizontalement du bord externe du pied vers l'intérieur sur l'ensemble de la zone réflexe de la rate. En cas de douleur, n'hésitez pas à effectuer quelques cerclages du pouce pour relaxer la zone.

LE SYSTÈME OSSEUX ET MUSCULAIRE

On regroupe dans ce système l'ensemble des articulations du corps et tous les muscles qui leur sont associés. On distingue en réflexologie : la colonne vertébrale, le cou, la ceinture scapulaire, les coudes, les poignets, la ceinture pelvienne, les hanches, les genoux et les chevilles.

La colonne vertébrale

La colonne vertébrale supporte la tête et les côtes ; elle renferme la moelle épinière protégée par le canal vertébral et soutient la majeure partie du poids du corps. Le rachis est composé de segments osseux appelés vertèbres, ce sont au total : sept vertèbres cervicales, douze vertèbres dorsales, cinq vertèbres lombaires, cinq vertèbres sacrées et quatre coccygiennes, vestige « caudal ». Les vertèbres comportent une cavité centrale contenant la moelle épinière. De la moelle épinière émergent différents nerfs qui affectent les régions du corps situées au même niveau ; on distingue ainsi les nerfs cervicaux, thoraciques, lombaires, sacrés, coccygiens.

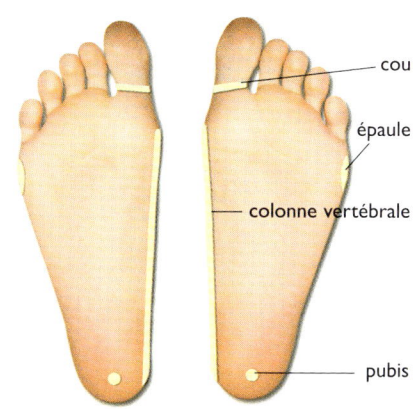

Les 206 os qui constituent le squelette sont répartis en deux grands groupes : les os axiaux (tête et tronc) et les os appendiculaires (épaules et hanches).

Le thorax

Il est formé de douze paires de côtes s'insérant sur les vertèbres thoraciques. Les dix premières s'unissent au sternum, os plat situé

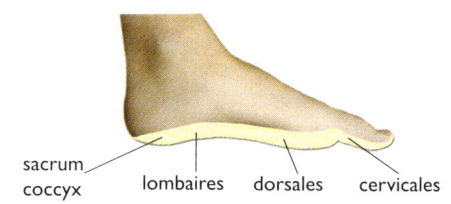

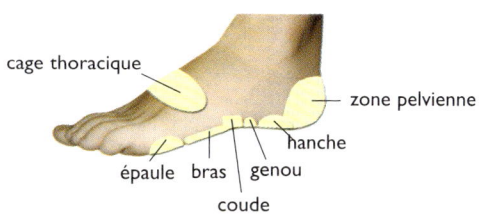

au milieu de la poitrine, les deux dernières côtes, dites « flottantes », ne sont pas rattachées au sternum.

Le pelvis ou bassin

Le pelvis a la forme d'une grande cavité osseuse formée à l'arrière par le sacrum et le coccyx et par les os iliaques sur l'avant et les côtés. On retrouve au niveau du bassin : la vessie, le rectum et les organes sexuels.

Les membres supérieurs

Ils comportent trois articulations principales en dehors de celles de la main qui sont : l'épaule, le coude et le poignet.

Les membres inférieurs

Ils comportent également trois articulations principales en dehors de celles des pieds qui sont : la hanche, le genou et la cheville.

Les zones réflexes du système osseux et musculaire

La colonne vertébrale

La zone réflexe de la colonne vertébrale se situe le long du bord intérieur de la voûte plantaire sur chacun des deux pieds. Les différentes régions de la colonne y sont représentées dans leurs ordres respectifs. La zone réflexe des **cervicales** est située sur le côté interne du gros orteil, elle se termine à la base de celui-ci. La zone réflexe du cou comprend toute la base du gros orteil dans son ensemble.

La zone réflexe des **vertèbres dorsales** de la colonne vertébrale est située sur le côté du premier métatarse, celle des côtes sur le dessus du pied. La zone réflexe de la **région lombaire** se poursuit le long de la face interne du pied, au départ de la ligne de la taille jusqu'à la cheville. Le long du talon, sur la zone restante, se situent les zones réflexes du **sacrum** et du **coccyx**.

Les membres

La zone réflexe de l'épaule se situe sous le petit orteil, entre le quatrième et le cinquième métatarsien. L'épaule droite a son point réflexe situé sous le pied droit, l'épaule gauche sous le pied gauche. La zone réflexe du bras se trouve sur le côté externe du pied, entre celle de l'épaule et la base du cinquième métatarsien.

La zone réflexe de la hanche se trouve au-dessous de la face externe de la cheville et le long du côté externe du pied, à mi-chemin entre la base du cinquième métatarsien et la cheville. Le point de la hanche droite se trouve sur le pied droit, le gauche sous le pied gauche. Par extension, cette zone couvre également la zone réflexe du haut de la jambe. La zone réflexe du genou se situe sous les deux pieds à l'extérieur de chaque pied, dans une petite fossette semi-circulaire retrouvée à l'avant du talon et partant de la base du cinquième métatarsien. Cette zone réflexe touche aussi celle du bas de la jambe.

Le système musculaire

En réflexologie, lorsque l'on fait référence aux zones réflexes des articulations, on sous-entend également la stimulation des muscles et groupes musculaires qui leur sont associés. Ainsi, lorsque l'on massera le point réflexe de la hanche par exemple, l'on exercera simultanément une stimulation des muscles fessiers.

Le nerf sciatique

C'est le plus long nerf de l'organisme ; il émerge du bas de la colonne vertébrale, passe à travers la fesse et descend le long de la cuisse pour se diviser derrière le genou en deux branches principales qui vont innerver le bas de la jambe. La zone réflexe de ce nerf est présente sur la plante du pied de chaque côté et traverse la base du talon pour remonter sur l'arrière de la jambe de part et d'autre du tendon d'Achille sur une distance de quelques centimètres.

Le pelvis
La zone réflexe du pelvis se situe sur chacun des deux pieds juste au centre du talon.

Troubles et pathologies
du système osseux et musculaire

Il est courant d'affirmer que le mal de dos est le mal du siècle, c'est dire si les dorsalgies, lombalgies et problèmes vertébraux sont fréquents. La réflexologie se révèle très efficace pour aider à soulager ces maux, qu'ils soient aigus ou chroniques : problèmes et douleurs de la colonne vertébrale, du cou, de l'épaule, du coude (tennis elbow), du bas du dos, des hanches, sciatiques et sciatalgies, arthrose et rhumatismes.

Massage et traitement des zones réflexes

Zones réflexes du cou et des cervicales
Empaumez la partie externe du pied droit avec votre main gauche en entourant les orteils de vos doigts et en plaçant le pouce en dessous. Avec votre pouce droit, massez le côté externe de la base du gros orteil du sommet jusqu'à la base de l'articulation, puis faites-le progresser, toujours à la base du gros orteil, sur la partie plantaire. Pour détendre davantage le cou, faites progresser maintenant votre index sur le dessus du gros orteil le long de la base de l'extérieur vers l'intérieur. Pour plus de facilité, maintenez le gros orteil entre le pouce et l'index de votre main gauche. Recommencez cinq à six fois de suite ce traitement sur l'ensemble de la zone réflexe.

Zones réflexes de la colonne vertébrale
Soutenez le pied droit avec la paume de votre main gauche tandis que vous effectuez des lissages successifs avec la paume de votre autre main le long du bord interne du pied pour détendre cette partie de la zone réflexe. Faites ensuite reposer le talon du pied droit dans le creux de votre main gauche, tandis que vous faites progresser votre pouce droit du gros orteil vers le bas en exerçant des pressions alternées le long du bord externe du pied, de manière à couvrir les régions cervicale, thoracique et lombaire de la colonne vertébrale.
Effectuez plusieurs fois de suite le massage de cette ligne ; lorsque vous sentez un point particulièrement douloureux, stimulez-le par des petits cerclages à l'aide de la pulpe du pouce.
Procédez de manière identique pour les zones réflexes du cou et de la colonne vertébrale sur l'autre pied en inversant les positions.

Zones réflexes de l'épaule, du bras, du coude, de la hanche, de la jambe, du genou
L'ensemble des zones réflexes correspondant à ces articulations se situe sur le bord externe du pied. Saisissez les orteils du pied droit avec votre main droite et, avec le pouce de votre main gauche, exercez des pressions alternées en progressant le long du bord externe du pied, du talon au petit orteil.
Vous pouvez également faire cette manœuvre en reposant le talon du pied droit dans le creux de votre main gauche et en effectuant la progression du pouce dans le sens opposé, du petit orteil vers le talon, avec votre main droite. Si certains points réflexes sont sensibles ou douloureux, effectuez doucement plusieurs petits mouvements circulaires dans le sens des aiguilles d'une montre sur chacun d'eux afin de détendre cette zone.

Zones réflexes du nerf sciatique et du bassin

Soutenez le pied droit avec votre main gauche et placez votre pouce droit une dizaine de centimètres au-dessus de la malléole interne de la cheville. Faites progresser votre pouce vers le bas, le long de la zone réflexe du tendon d'Achille en direction du talon. Recommencez cinq à six fois cette manœuvre puis continuez la progression de votre pouce par des pressions alternées le long de la ligne du nerf sciatique sur la base du talon.

Saisissez ensuite les orteils du pied droit avec votre main gauche et faites progresser votre index ou votre pouce de la même manière sur le côté externe du talon le long du tendon d'Achille. Pour travailler la zone pelvienne, soutenez le pied droit avec la main gauche et massez la zone concernée avec la jointure de votre index replié par des mouvements circulaires dans le sens des aiguilles d'une montre pendant une minute environ. Pratiquez ensuite de la même manière l'ensemble des manœuvres sur l'autre pied.

LE SYSTÈME NERVEUX ET LA TÊTE

En dehors de la moelle épinière que nous avons déjà étudiée, toutes les zones réflexes des organes des sens, de la tête et du cerveau sont localisées sur les orteils. Le cerveau constitue, avec la moelle épinière, le système nerveux central de l'organisme. Il se divise en trois parties principales : l'encéphale, le tronc cérébral et le cervelet. L'encéphale constitue 70 % du système nerveux. Il est formé de deux hémisphères cérébraux, un droit et un gauche, qui communiquent par un ensemble de réseaux nerveux.

Aux différentes aires de l'encéphale sont attribuées des fonctions très spécifiques comme la motricité, les sensations physiques, les sensations visuelles et auditives, le langage, etc. En réflexologie, il n'existe pas de croisement au niveau du cerveau, de ce fait, le côté droit du cerveau est représenté sur le pied droit, le côté gauche sur le pied gauche. Le tronc cérébral est un pédoncule reliant la moelle épinière au cervelet et à l'encéphale. Il contrôle les activités automatiques et inconscientes comme la respiration et les pulsations cardiaques. Le cervelet, quant à lui, agit au niveau de la coordination musculaire et de l'équilibre corporel.

Les yeux sont les organes de la vue. La lumière pénètre dans l'œil par la pupille, passe à travers le cristallin, focalisant une image inversée sur les cellules sensibles de la rétine qui stimule le nerf optique situé à l'arrière de l'œil et qui va permettre la transmission des signaux visuels dans l'aire spécialisée du cortex cérébral. C'est à ce niveau que les champs visuels se conjuguent de manière à faire percevoir le champ visuel observé en trois dimensions.

L'oreille est l'organe de l'ouïe. C'est grâce à l'oreille externe et à l'oreille moyenne que les sons vont être transmis à l'oreille interne où est rattaché le tympan qui restitue sous forme de vibrations les sons perçus. À ce niveau on trouve un autre appareil appelé la cochlée qui convertit ensuite les vibrations du tympan en message nerveux via le nerf auditif. Dans l'oreille on trouve également un système spécifique, celui des canaux semi-circulaires, qui aide au contrôle de l'équilibre corporel. La trompe d'Eustache relie l'oreille moyenne et l'arrière de la gorge et a pour rôle, quant à elle, de maintenir la pression atmosphérique de l'air contenu dans l'oreille moyenne.

Les sinus sont des cavités aériennes situées dans les os du crâne qui servent de caisses de résonance à la voix et filtrent également l'air inspiré par le nez. L'inflammation des sinus provoque des douleurs faciales ainsi que des difficultés respiratoires au niveau nasal avec quelquefois une sensation de douleur dans les oreilles.

Le plexus solaire appartient au système neurovégétatif ; il est souvent très douloureux au toucher dans les états de stress et de dystonie neurovégétative.

Les zones réflexes du système nerveux et de la tête

Le cerveau

Les zones réflexes du cerveau se situent sur la pulpe du gros orteil. Celle correspondant au haut du cerveau et au haut de la tête se trouve au sommet du gros orteil juste derrière l'ongle. Celle du côté du cerveau et du côté de la tête est localisée sur le côté du gros orteil en face du second orteil. Enfin, la zone réflexe du visage se trouve sur le dessus du gros orteil.

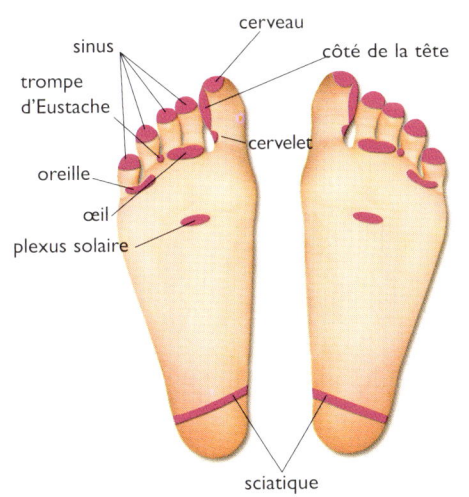

Les sinus

Les zones réflexes des sinus sont localisées à l'extrémité et sur le dessus des quatre petits orteils.

Les yeux

La zone réflexe de l'œil correspond à la base des deuxième et troisième orteils, légèrement en dessous de la jointure avec la plante du pied. L'œil droit est représenté sur le pied droit, le gauche sur le pied gauche.

Les oreilles

La zone réflexe de l'oreille se trouve juste à côté de celle des yeux mais en dessous des quatrième et cinquième orteils à la jonction avec la plante des pieds. Celle de l'oreille droite se trouve sur le pied droit, celle de l'oreille gauche sur le pied gauche.

La trompe d'Eustache

La zone réflexe de la trompe d'Eustache est située entre celle de l'œil et celle de l'oreille, juste au-dessous de la palmure entre les troisième et quatrième orteils.

Le plexus solaire

La zone réflexe du plexus solaire se situe sur la face plantaire de chacun des deux pieds, à proximité de la zone de l'estomac.

Troubles et pathologies du système nerveux et de la tête

La réflexologie est en mesure de soulager, à des degrés divers, un grand nombre de maladies du système nerveux, des yeux, des oreilles et des infections des voies aériennes supérieures.

Parmi celles-ci on peut citer : les maux de tête et migraines, les accidents vasculaires cérébraux, la maladie de Parkinson, la sclérose en plaques, les sinusites et problèmes O.R.L., le rhume des foins, les affections oculaires, les troubles de l'audition, les bourdonnements d'oreilles, les vertiges.

Massages et traitements des zones réflexes

Zones réflexes de la tête et du cerveau

Saisissez avec votre main gauche le côté externe du pied droit ; placez votre pouce droit sur le côté externe de la base du gros orteil et faites-le progresser avec des pressions alternées sur le côté externe, puis sur l'extrémité afin de redescendre de la même manière sur le côté interne. Massez ensuite le dessous du gros orteil de la base à l'extrémité. Recommencez trois à cinq fois de suite en décalant votre pouce légèrement vers l'intérieur à chaque fois de manière à pouvoir couvrir toute la surface de la base du gros orteil.

Le visage

Avec votre main gauche, maintenez le pied droit avec vos doigts sur le dessus du pied et le pouce en dessous et faites progresser l'index de votre main droite sur le dessus du gros orteil de l'extrémité vers la base, par une série de pressions alternées, jusqu'à ce que vous ayez couvert toute la zone réflexe.

Les sinus

Pour masser les zones réflexes des sinus, il est recommandé de traiter le bout et les deux côtés des orteils. Soutenez le pied droit entre le pouce et les doigts de votre main gauche, le pouce en dessous du pied, les doigts au-dessus. Avec une pression alternée, faites progresser votre pouce droit de l'extrémité à la base de chaque orteil. Pour travailler les côtés, utilisez votre pouce, votre index ou les deux ensemble en prise de pince. Recommencez cette manœuvre quatre à cinq fois de manière à couvrir les côtés de chaque orteil.

Les yeux et les oreilles

Amenez votre pouce le long du renflement à la base des orteils, à l'aide de votre main de soutien, fléchissez légèrement les orteils vers l'arrière pour mieux mettre en évidence la zone à masser, toujours avec le pouce en dessous du pied et les doigts sur le dessus. Pour localiser le point des yeux, arrêtez-vous entre les deuxième et troisième orteils, progressez sur la base de ceux-ci et effectuez une série de pressions alternées sur ce point pendant une à deux minutes.

Continuez ensuite votre progression et arrêtez-vous entre les quatrième et cinquième orteils, au niveau de la zone réflexe de l'oreille. Effectuez des pressions alternées sur ce point comme précédemment.

Répétez l'ensemble des manœuvres ci-dessus sur le pied gauche en inversant la position.

Le plexus solaire

Fléchissez doucement les orteils vers l'arrière avec votre main gauche de soutien pour mettre en évidence la ligne du diaphragme, puis faites progresser votre pouce droit le long de la ligne du diaphragme jusqu'au moment où vous vous trouverez sur la zone réflexe du plexus. À cet endroit précis, exercez une légère pression tandis que le patient inspire puis relâchez la pression lorsqu'il expire.

Recommencez cette manœuvre quatre à six fois de suite sur le pied droit puis procédez de la même façon sur le pied gauche.

conduite de
la séance
de réflexologie

PRÉPARATION ET DÉROULEMENT DE LA SÉANCE

La réflexologie ne requiert aucun équipement particulier et peut se pratiquer n'importe où. Toutefois, un environnement calme avec une lumière douce et tamisée ainsi qu'une musique de détente permettront de favoriser l'état de relaxation de la personne à masser. Débranchez le téléphone, préparez vos crèmes et huiles de massage que vous aurez à portée de main, disposez également d'une couverture au cas où le patient aurait froid pendant la séance. La pièce choisie pour votre traitement doit être si possible chaude et accueillante. Vous pouvez également y faire brûler de l'encens ou des huiles essentielles comme la lavande, la sauge, le jasmin, le géranium qui sont des essences aux vertus relaxantes.

LA POSITION DU PATIENT PENDANT LE MASSAGE

Dans l'idéal, il faudrait pouvoir proposer au patient un siège inclinable dans lequel il serait parfaitement installé, le dos bien calé et les jambes soutenues sur une assise placée devant le fauteuil, de façon à ce que les pieds reposent étendus dans une position confortable. Si vous ne disposez pas de ce type de fauteuil, un simple lit peut tout aussi bien faire l'affaire. Demandez alors au patient de s'allonger avec un oreiller sous la tête pour soutenir son cou, placez un oreiller sous ses genoux et un autre sous le pied qui doit être massé.

Le praticien doit également se sentir aussi détendu et confortable que le patient. Installez-vous de préférence sur un siège pivotant ou sur un tabouret afin d'être à la hauteur du pied du patient. Veillez à garder votre dos droit, les jambes légèrement écartées, les pieds posés bien à plat sur le sol, les épaules basses et relâchées. Évitez de crisper votre corps et vos mains pendant le massage car toute tension de votre part sera ressentie immédiatement par le patient. Si vous préférez, il est également possible de travailler à même le sol sur un matelas ou sur une surface rembourrée. Le praticien se place alors à genoux ou assis jambes croisées, le pied du patient reposant sur son genou ou sur un coussin.

Pour finir, demandez au patient de desserrer sa ceinture, sa cravate, d'enlever montre et bijoux et tout ce qui pourrait entraver la libre circulation de l'énergie.

Le praticien doit également veiller à retirer ses bijoux et bagues et tailler ses ongles suffisamment court pour ne pas risquer de blesser le patient.

Il est également recommandé par mesure d'hygiène de laver les pieds du patient avant tout traitement et au praticien de se laver soigneusement les mains. Pour rafraîchir les pieds du patient, surtout s'il souffre de transpiration excessive ou de mauvaises odeurs, vous pouvez les essuyer avec un coton ou une serviette imbibée de quelques gouttes d'huiles essentielles. On conseille généralement à cet effet les essences de lavande, de citron et de menthe. Avant de commencer le soin, séchez bien les pieds du patient après les avoir lavés.

EXAMEN DES PIEDS

Avant de débuter le traitement, il est important d'examiner soigneusement les pieds du patient. Vérifiez l'absence ou la présence de cors, de crevasses, de durillons, de verrues plantaires, de pied d'athlète, de cicatrices, de varices, qui devront soigneusement être évités, s'ils existent, lors du traitement.

En revanche, les tissus cicatriciels anciens peuvent être massés en douceur. Examinez également la présence ou non de gonflements ou de boursouflures au niveau de certaines zones réflexes, elles peuvent indiquer un problème ou une tension du corps à cet endroit réflexe.

En réflexologie, l'aspect des pieds renseigne sur l'état de santé général du patient et des pieds contractés indiquent une tension globale du corps.

LES RÉACTIONS DU PATIENT PENDANT ET APRÈS UN TRAITEMENT

Beaucoup de personnes prétendent qu'elles ne pourraient supporter un traitement de réflexologie parce qu'elles craignent d'être chatouilleuses ou parce que ce type de soin a la réputation d'être douloureux. Expliquez-leur qu'il n'en est rien et que, ces appréhensions surmontées, elles auront bien souvent la bonne surprise de trouver la réflexologie très agréable.

Selon la partie du pied traité et selon le nombre de séances déjà reçues, le patient éprouvera généralement des sensations fort différentes.

Au cours d'une séance, il peut connaître une profonde relaxation, avoir envie de dormir, ressentir une sensation de bien-être, éprouver des bouffées de chaleur lors de la dissipation des blocages énergétiques ; d'autres fois encore, ce seront des élancements, des picotements, des contractions musculaires ou une sensation de chaleur dans une quelconque partie du corps. Dans certains cas, le patient n'éprouve rien de particulier ; ce qui ne veut pas dire que le traitement ne soit pas efficace pour autant. Quelquefois, il peut arriver que les pieds deviennent de plus en plus sensibles au fur et à mesure des séances.

Immédiatement après la séance, le patient doit sentir une impression de chaleur diffuse dans les pieds et un état de décontraction générale.

Entre les séances, il peut constater des changements, en particulier au niveau du sommeil, éprouver un état de mieux-être et de calme. Quelquefois certaines réactions sont possibles, comme des mictions ou des selles plus fréquentes, un écoulement nasal, des éternuements, un larmoiement des yeux, un besoin de boire davantage d'eau… autant de petits signes qui mettent en évidence les processus de détoxication du corps déclenchés par la réflexologie.

Néanmoins, ces réactions n'arrivent jamais toutes ensemble et, d'une façon générale, la réflexologie entraîne peu ou pas d'effets secondaires majeurs ; c'est d'ailleurs une des raisons pour lesquelles les malades se tournent de plus en plus vers ce type de médecine au détriment de la prise de médicaments.

LES CONTRE-INDICATIONS AU TRAITEMENT

Il existe peu de contre-indications au traitement par la réflexologie. On évitera néanmoins de pratiquer une séance dans les cas suivants :

- si le patient souffre de fièvre et d'infection
- si le patient souffre d'une thrombose
- si la peau des pieds présente des lésions infectieuses
- si le patient souffre de varicosités trop importantes au niveau des pieds
- en cas de foulure, d'entorse ou de problème traumatique au niveau des pieds
- immédiatement après une intervention chirurgicale
- en cas de risque cardio-vasculaire élevé et d'infarctus
- pendant la grossesse lorsqu'il y a un élément à risque surtout pendant les douze à quatorze premières semaines.

N'OUBLIEZ PAS :
La réflexologie est un soin complémentaire, elle ne vous permet pas de poser un diagnostic médical ni de promettre de soigner un problème de santé.
Un traitement ne doit jamais être douloureux, évitez de pratiquer de trop fortes pressions.
Ne massez jamais directement sur une coupure, un bleu, une cicatrice récente, une zone trop douloureuse ou une varice.

NOMBRE ET DURÉE DES SÉANCES

Chaque cas étant différent, il est pratiquement impossible de déterminer à l'avance le nombre de séances nécessaires au traitement. Quelquefois l'on observe une amélioration immédiate dès la première séance ; dans d'autres cas, plusieurs séances seront nécessaires. En règle générale, les troubles qui existent depuis longtemps demandent davantage de séances que les problèmes récents. Dans la plupart des cas, il est conseillé de prévoir six à huit séances espacées d'une semaine environ. Pour les cas très aigus, il est possible d'administrer deux ou trois soins dans la semaine. Par contre, il n'est pas recommandé de prévoir une séance journalière car cela risquerait de provoquer une réaction trop forte de l'organisme.

La durée de chaque séance dépend du nombre de zones réflexes à traiter. Si vous décidez de faire un traitement complet en massant les deux pieds en entier, une moyenne de trois quarts d'heure est alors nécessaire.

On gardera toujours à l'esprit le précepte d'Eunice Ingham : « Il vaut toujours mieux traiter trop peu que traiter trop. »

Avec les enfants, les bébés et les personnes âgées, prévoyez des séances plus courtes.

UTILISATION DES CRÈMES ET HUILES DE MASSAGE

En général on déconseille d'utiliser des crèmes et des huiles de massage pour faire un traitement car ils peuvent gêner la maîtrise des pressions ; on recommande plus volontiers le talc qui facilite le déplacement des doigts et offre l'avantage d'absorber la transpiration.

Toutefois, vous pouvez utiliser une crème de massage parfumée aux huiles essentielles ou tout autre support à base de crème afin de rendre le massage plus doux et plus agréable ; veillez alors à ne pas rendre la peau trop glissante, ce qui rendrait impossible un bon contact avec les points réflexes.

TECHNIQUES ET PRINCIPES DE BASE

La réflexologie est une thérapie complémentaire holistique, c'est pourquoi l'on commencera généralement une séance par un traitement complet des deux pieds avant de se concentrer plus particulièrement sur une zone correspondant au symptôme ou problème à traiter.

Si vous manquez de temps ou que le trouble est ponctuel, il est alors possible de travailler sur des zones spécifiques.

Appliquez alors quelques manœuvres préparatoires puis travaillez sur les systèmes réflexologiques liés aux troubles.

Terminez chaque séance par les séries de massage apaisant afin d'éliminer toute sensation d'inconfort et de libérer les tensions résiduelles. Il est conseillé de boire abondamment après un traitement réflexologique. Comme pour tout art, la réflexologie demande une certaine pratique et une technique parfaite pour être pleinement efficace. Les techniques particulières utilisées en réflexologie diffèrent de celles généralement pratiquées dans d'autres formes de massage.

Ainsi, plusieurs principes de base sont à observer :

- Ne jamais tenir les pieds trop serrés.
- Saisir le pied avec trop de fermeté pourrait entraver la circulation énergétique et nuire à la bonne conduite du traitement.

LA TECHNIQUE DE SOUTIEN

Il est nécessaire de tenir le pied du patient correctement afin de pouvoir masser efficacement les zones réflexes. L'ensemble de vos gestes doit être bien coordonné pendant toute la durée du traitement, l'une de vos mains soutenant le pied et servant de contre-appui, l'autre travaillant les zones réflexes.

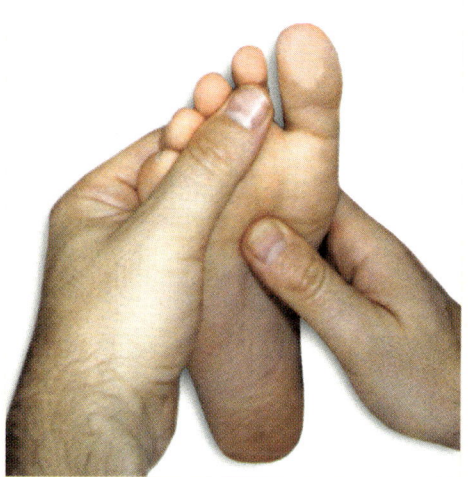

Par exemple, pour travailler le pied droit, soutenez le côté externe du pied avec votre main gauche, entourez les orteils de vos doigts et placez votre pouce en dessous. Inversez la position pour travailler sur l'autre pied.

Pour masser la zone située au-dessus de la ligne de la taille, soutenez la partie supérieure du pied en posant la partie charnue de votre main sur les orteils légèrement fléchis vers l'arrière. Pour travailler les zones situées en dessous de la taille, soutenez le talon.

LES TECHNIQUES DE PRESSION

En général, on utilise le pouce pour exercer une pression sur les différentes zones réflexes ; néanmoins il est également possible d'utiliser les autres doigts.

La progression du pouce sur les zones réflexes se fait par reptation, c'est-à-dire par une série de pressions alternées avec progression vers l'avant de quelques millimètres à chaque fois.

point varie d'un patient à l'autre et même d'une séance à l'autre. Rappelez-vous que la pression doit être assez douce pour éviter que le patient ne se contracte sous la douleur mais qu'elle doit être néanmoins suffisamment ferme pour obtenir l'effet thérapeutique souhaité.

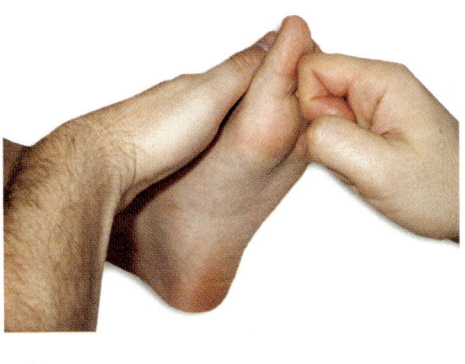

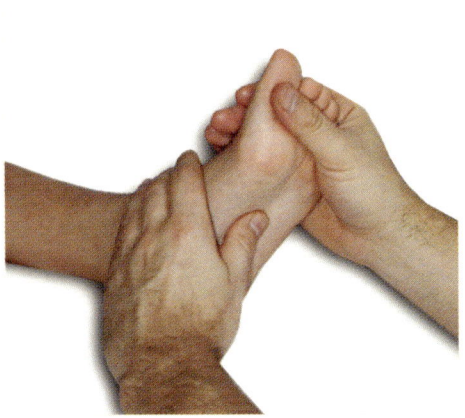

Ce mouvement du pouce ou des doigts ressemble à celui d'une chenille qui se déplace. Cette technique s'applique avec le côté externe de l'extrémité du pouce. La pression est rendue possible par l'effet de levier obtenu par l'utilisation des quatre autres doigts qui sont en opposition au pouce. Apprenez à maintenir une pression ferme et régulière. Le patient ne doit pas ressentir le déplacement de votre pouce. Lorsque le pouce se déplace, les autres doigts doivent épouser la forme de la main ou du pied pour assurer un maximum d'effet de levier. Les deux mains peuvent être utilisées alternativement passant du pouce gauche au pouce droit pour exercer les différentes pressions en fonction de la zone à masser. Le niveau de pression exercé sur chaque

LA PRESSION ROTATIVE

On peut également utiliser des cerclages du pouce et des pressions rotatives sur certains points réflexes sans déplacer le doigt lors-

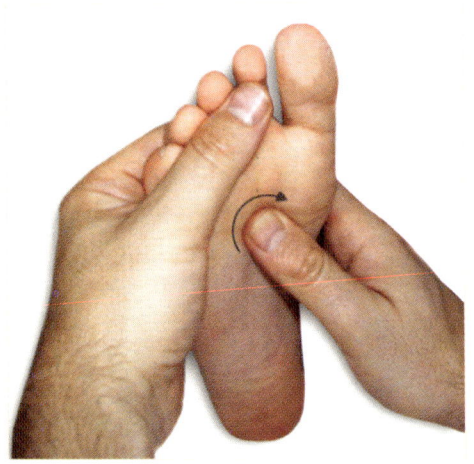

qu'un point réflexe doit être travaillé en profondeur ou lorsqu'une grande précision est nécessaire.

TECHNIQUE DE LA ROTATION SUR UN POINT

Cette technique est souvent utilisée sur un point réflexe particulièrement sensible. Placez votre pouce de manière statique sur le point à traiter tandis qu'avec votre main de soutien vous fléchissez lentement le pied sur le pouce qui reste passif.

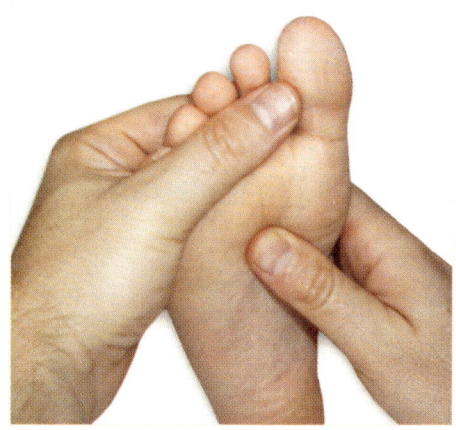

Vous pouvez ainsi doser la profondeur et la puissance de la pression. Effectuez ensuite de légers mouvements circulaires du pied sur le pouce. On pourra appliquer cette technique sur le point réflexe du rein par exemple, qui est l'un des points maîtres de l'énergie globale du corps et qui nécessite souvent une pression plus soutenue.

EN GÉNÉRAL, UNE SÉANCE DE RÉFLEXOLOGIE SUIT UN SCHÉMA DE BASE

Elle débute par un massage préparatoire, se poursuit par le traitement de l'ensemble des zones réflexes, en commençant par celle qui se trouve dans la région du gros orteil.

On traite ensuite l'ensemble du pied de façon systématique en partant des orteils et en descendant sur la plante jusqu'au talon. On masse en dernier les zones situées sur le côté et sur le dessus du pied. Il est préférable de traiter un pied dans son ensemble, généralement le droit, avant d'effectuer l'ensemble des manœuvres sur le pied gauche. Pour finir, on termine la séance comme on l'a commencée, c'est-à-dire par un massage relaxant.

L'ORDRE DES SÉQUENCES PEUT ÊTRE SIMPLIFIÉ DE LA MANIÈRE SUIVANTE EN HUIT POINTS

- Préparation du pied et techniques de relaxation
- Gros orteil : tête et cou, traitement de tous les orteils
- Partie antérieure de la plante du pied : tronc, poumon, glande thyroïde…
- Région abdominale : estomac, pancréas, intestins, rein
- Talon : bassin et les points réflexes du pelvis
- Bord interne du pied et cheville : colonne vertébrale et organes reproducteurs
- Bord externe du pied et cheville : articulations de l'épaule, du coude, de la hanche, du genou et organes reproducteurs
- Dessus du pied : système lymphatique, visage, dents, cage thoracique
- Techniques de relaxation

Couvrez toujours le pied sur lequel vous ne travaillez pas.

LA RÉFLEXOLOGIE DES PIEDS ET DES MAINS

Procédez de la même manière pour la réflexologie des pieds et des mains, le schéma général de soin étant identique.

pour les mains, gardez toujours un contre-appui en plaçant par exemple la main sur laquelle vous allez travailler sur un petit

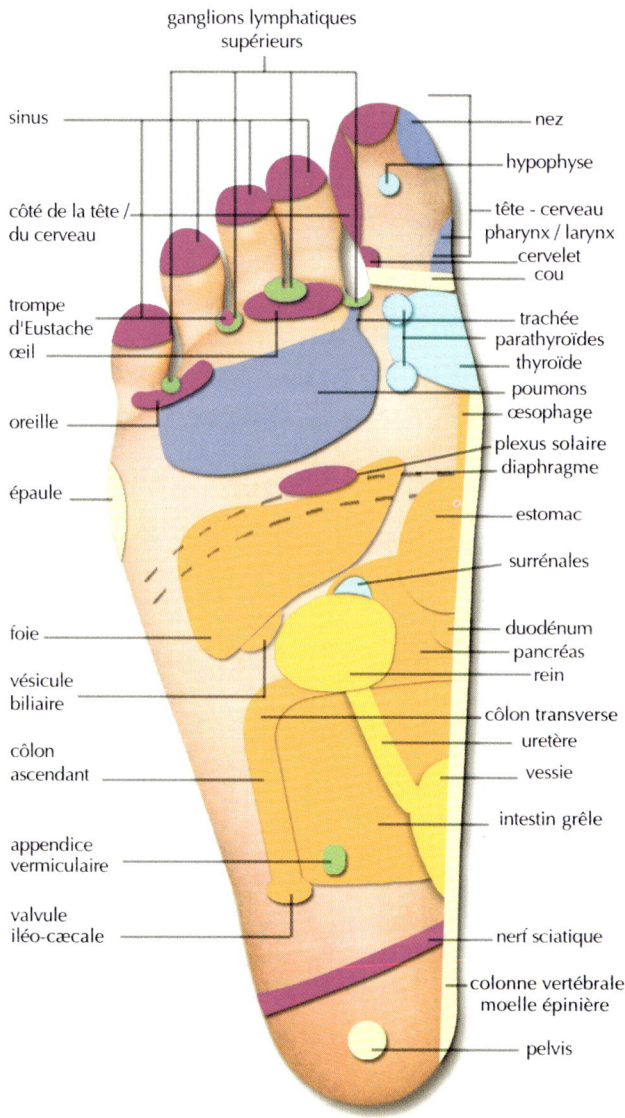

coussin posé sur vos genoux ou en la reposant dans le creux de votre main de soutien tandis que l'autre main exerce les pressions. Comme pour le massage des pieds, veillez à ne jamais utiliser l'extrémité du pouce mais plutôt la partie aplatie du côté externe de la pulpe afin d'éviter tout risque de blessures avec votre ongle.

Commencez et finissez, pour les mains comme pour les pieds, par des manœuvres relaxantes de préparation et de détente.

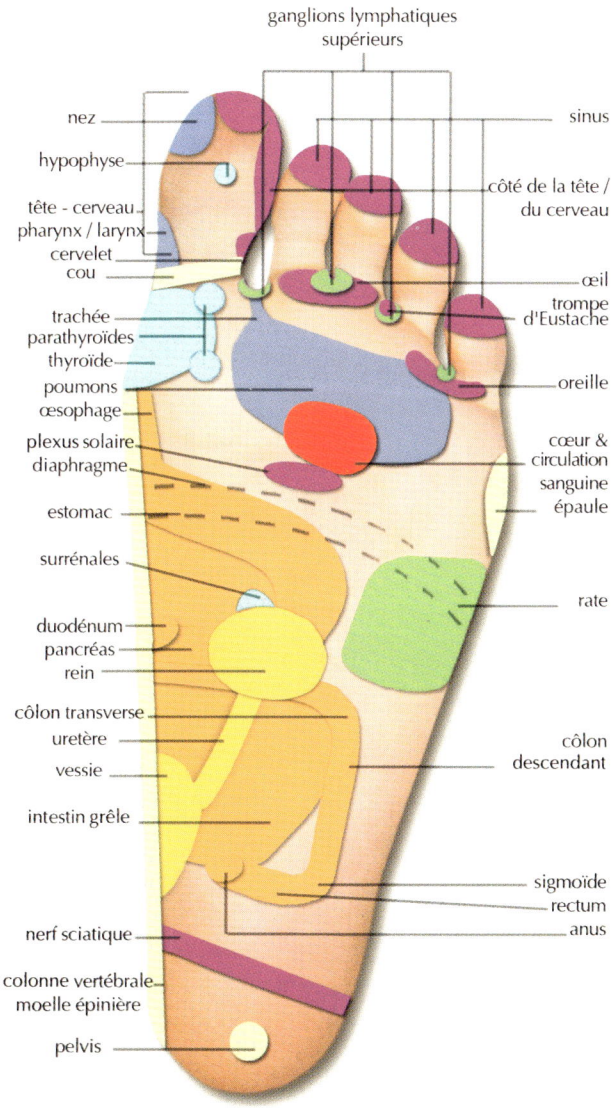

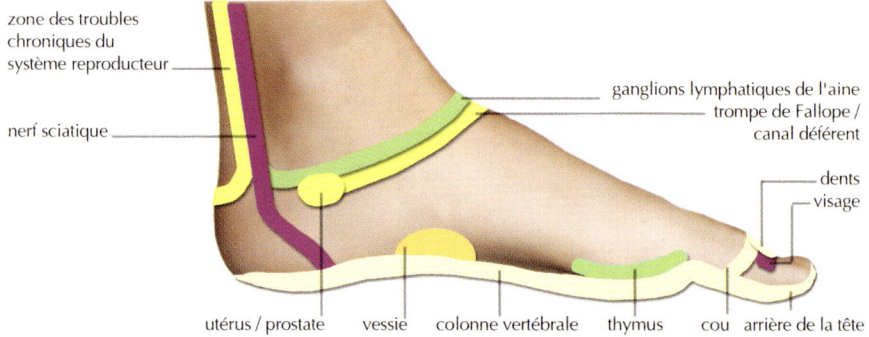

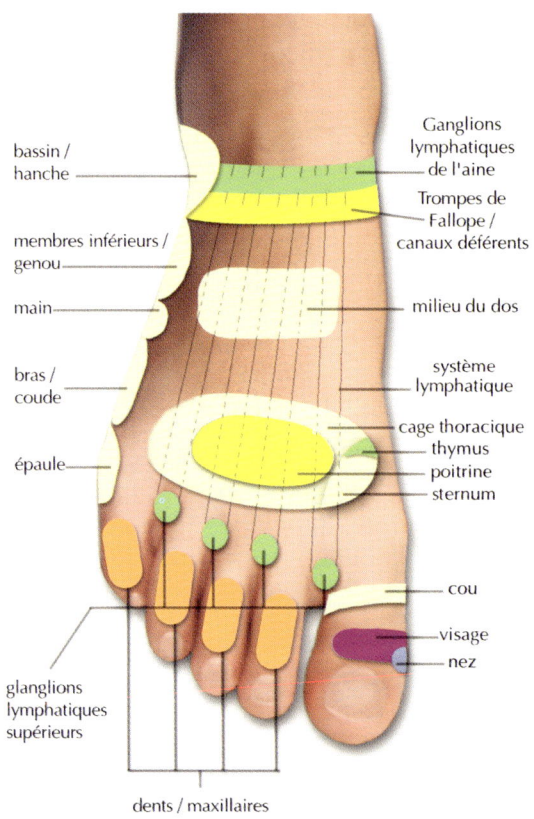

RÉFLEXOLOGIE : SCHÉMAS GÉNÉRAUX

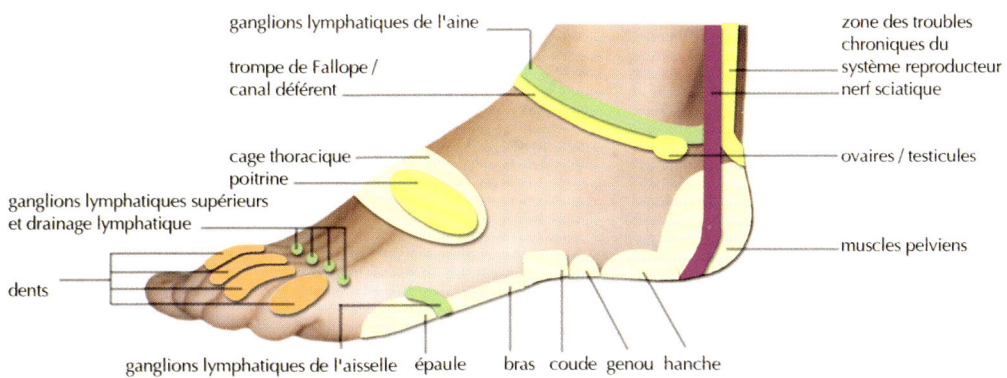

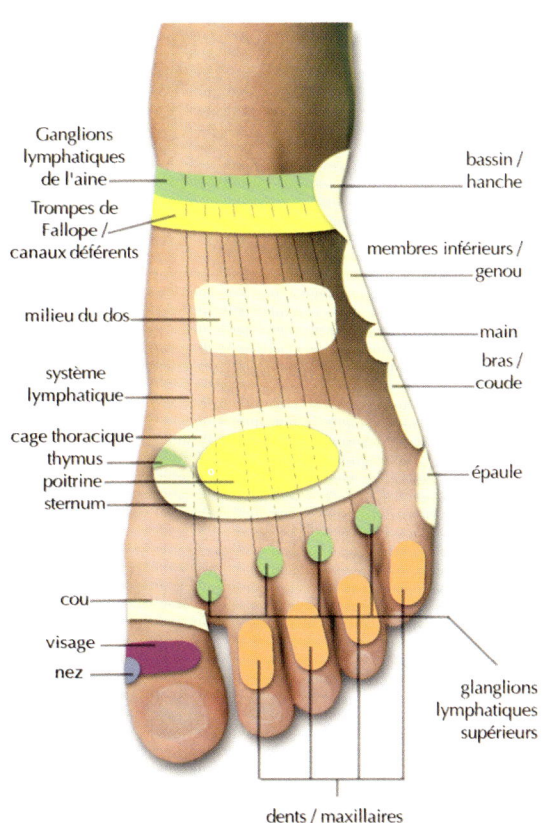

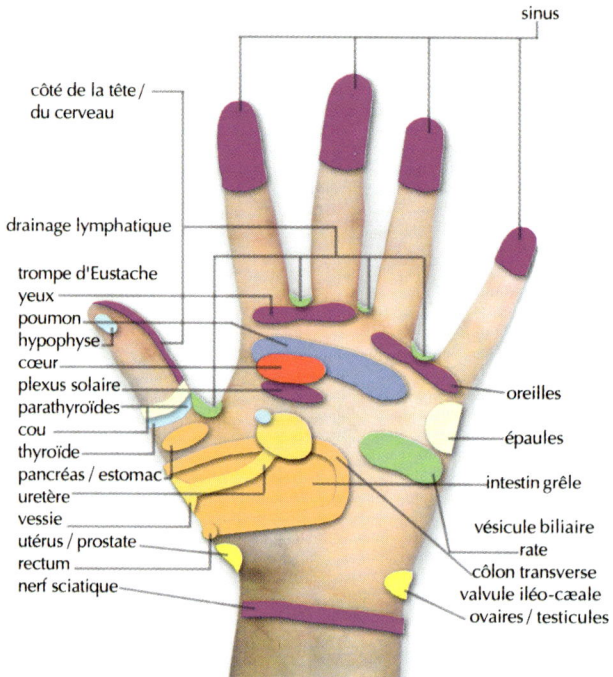
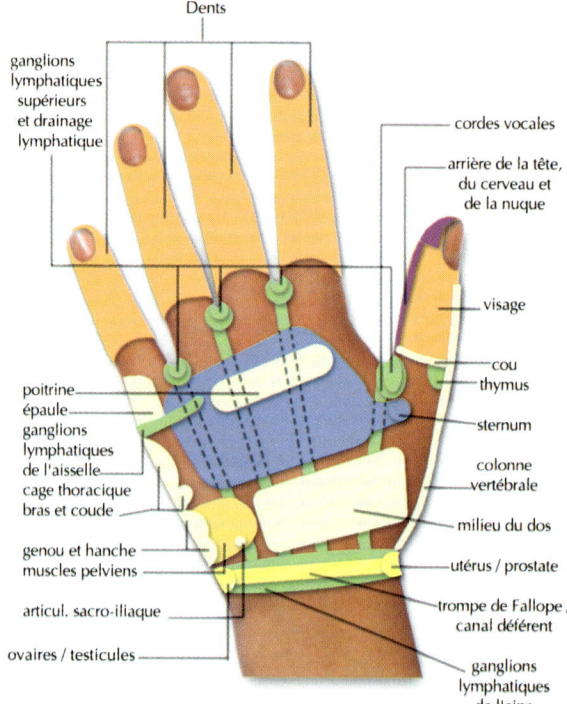

RÉFLEXOLOGIE : SCHÉMAS GÉNÉRAUX

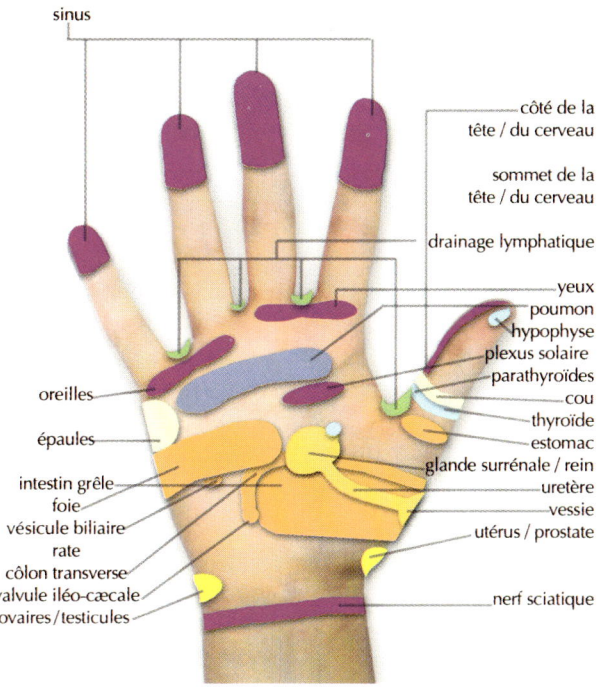

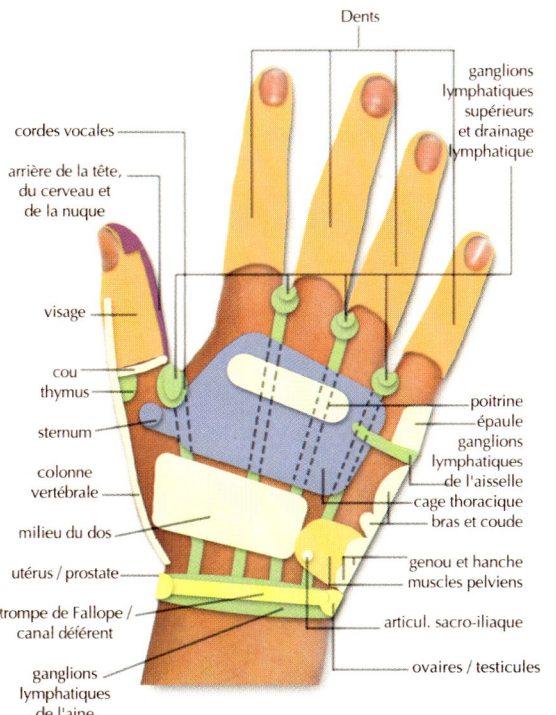

LES DIX TECHNIQUES PRÉPARATOIRES DE RELAXATION DES PIEDS

1. ROTATION DU PIED

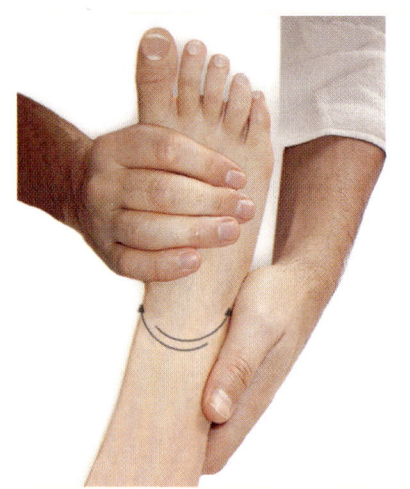

Soutenez le talon avec votre main de support et faites tourner le pied avec l'autre main, cinq fois dans le sens des aiguilles d'une montre et cinq fois dans l'autre sens afin d'échauffer les articulations et le pied.

2. LISSAGE RELAXANT

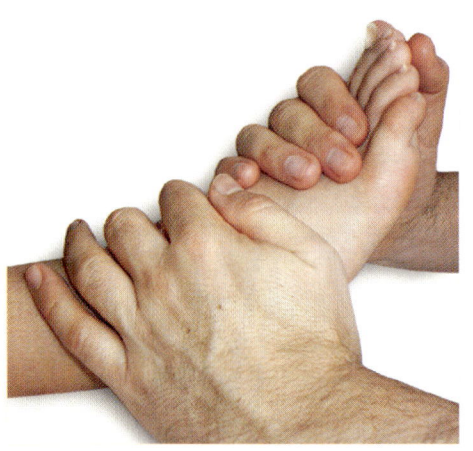

Faites glisser fermement et alternativement vos deux mains sur le dessus, puis sur le dessous et sur les côtés du pied. Travaillez ensuite de la même manière sur la partie basse de la jambe et autour de la malléole de la cheville. Répétez ces mouvements plusieurs fois, ils permettent d'augmenter le flux sanguin, de relaxer et d'échauffer le pied avant le massage réflexologique.

3. MASSAGE DU MÉTATARSIEN

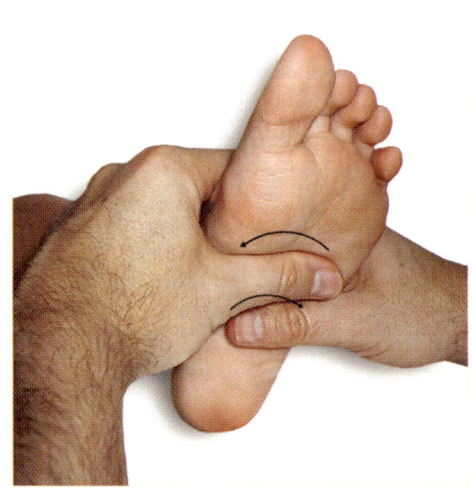

Saisissez le pied traité avec vos deux mains en plaçant les pouces sur la face plantaire au niveau de l'avant-pied et faites glisser les pouces du centre vers les bords ; revenez ensuite au point de départ. Recommencez plusieurs fois la manœuvre en déplaçant vos pouces progressivement des orteils vers le talon. Soutenez dans un second temps le bout du pied avec votre main de support tandis que vous placez votre poing sur la zone charnue de la partie antérieure de la plante du pied.

Travaillez cette partie en appliquant de légers mouvements circulaires puis recommencez la manœuvre en déplaçant progressivement votre poing jusqu'au niveau du talon. Cette technique permet d'assouplir les tissus de la plante du pied et de dynamiser l'ensemble des zones réflexes.

4. LISSAGE DE LA LIGNE CENTRALE À DEUX POUCES

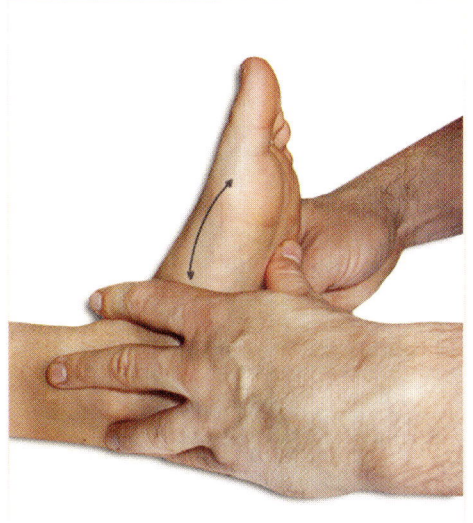

5. ÉTIREMENT DU PIED

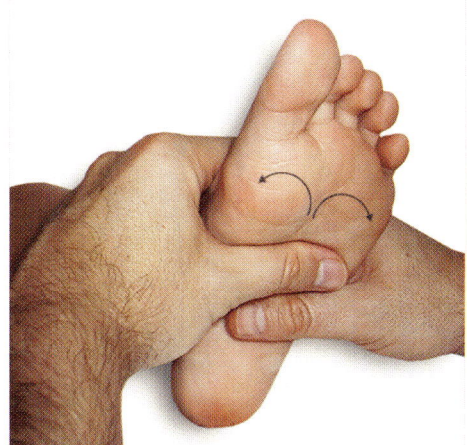

Saisissez le pied avec vos deux mains en plaçant la partie charnue de vos deux pouces à plat sur la plante du pied, puis éloignez-les l'un de l'autre en vous déplaçant vers les bords comme pour ouvrir le pied ; ramenez ensuite vos pouces au centre de la plante. Travaillez d'une manœuvre alternée, les deux pouces de la base des orteils vers le talon et inversement. Essayez de bien ressentir l'étirement de toute la plante du pied.

6. VRILLE ALTERNÉE DES DEUX PAUMES

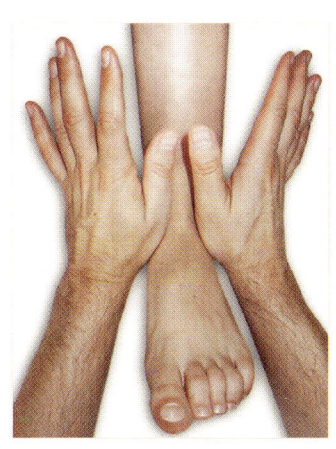

Saisissez le pied en plaçant vos pouces sous la plante du pied, vos doigts reposant sur le dessus comme précédemment. Pratiquez une manœuvre de lissage de haut en bas et inversement sur la ligne centrale de la plante en vous écartant légèrement en direction des bords externes aux deux extrémités.

Massez ensuite la plante avec des petits mouvements circulaires avec vos deux pouces, le pouce droit massant dans le sens des aiguilles d'une montre et le pouce gauche en sens inverse, en partant du talon vers les orteils.

Placez le talon de chacune de vos paumes de main sur la partie supérieure des chevilles. En exerçant une pression alternée des deux paumes sur la cheville, faites basculer l'extrémité du pied de droite à gauche et inversement dans un mouvement de va-et-vient très rapide.

7. TENSION-ÉTIREMENT DU PIED

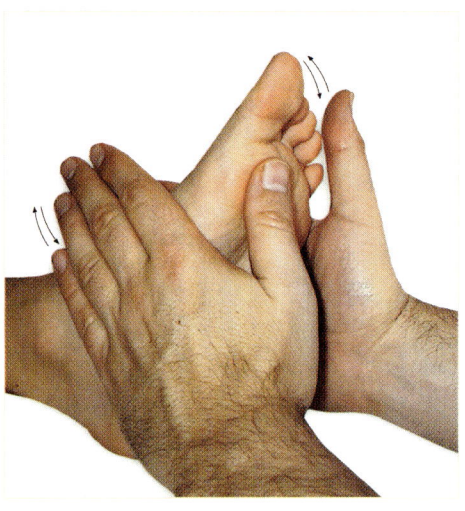

Placez une main ouverte sur le bord interne du pied et l'autre sur le bord externe. Tandis que vous tirez avec votre main l'un des bords vers vous, poussez avec l'autre main en direction opposée et inversement.

Commencez par faire ce mouvement lentement pour détendre l'ensemble du pied et plus particulièrement la zone de la colonne vertébrale puis accélérez vos gestes progressivement afin de procurer un échauffement global du pied.

8. ÉTIREMENT ET ROTATION DES ORTEILS

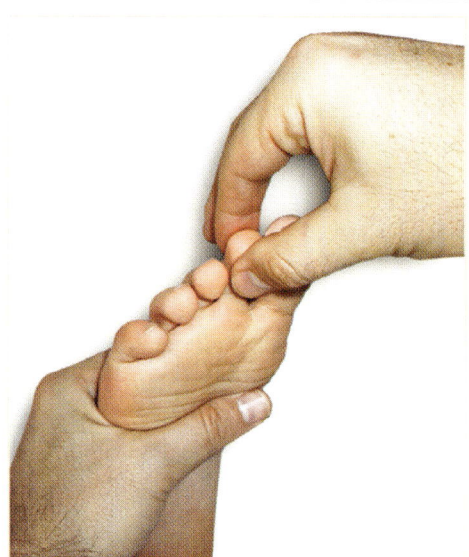

Une main soutient le pied tandis que le pouce et l'index de votre autre main saisissent un des orteils que vous étirez doucement puis que vous faites tourner tout d'abord dans le sens des aiguilles d'une montre puis dans l'autre sens. Répétez cette manœuvre avec chacun des orteils. Cette technique augmentera la flexibilité des orteils et préparera la simulation des zones réflexes correspondantes, en particulier celle du cou, de la tête et des épaules.

9. RELAXATION DU PIED ET DE LA JAMBE

Soutenez le talon du pied qui repose dans le creux de votre main, puis faites des oscillations très rapides de droite à gauche de manière à imprimer un mouvement de

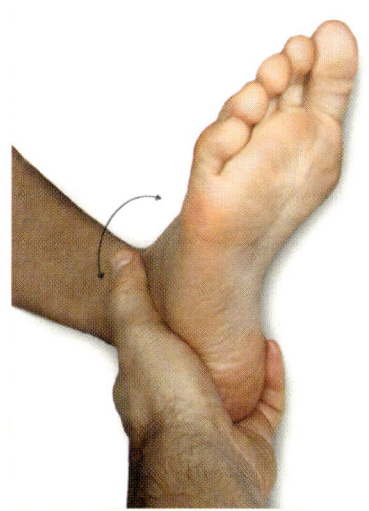
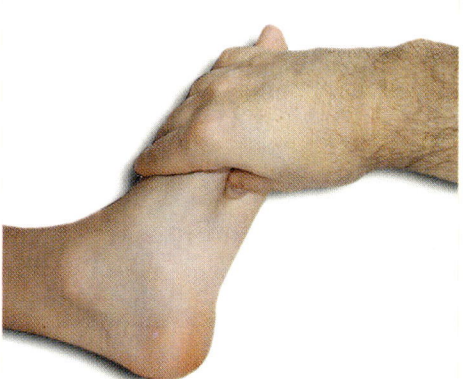

vibrations dans l'ensemble du pied et de la jambe. Penchez-vous ensuite vers l'arrière pour étirer doucement le pied vers vous, puis revenez lentement à la position initiale.

10. RELAXATION RESPIRATOIRE

Le plexus solaire est la région principale où s'emmagasinent stress et tensions, c'est pourquoi avant de débuter une séance de réflexologie on s'attardera à détendre toute cette zone par une pression soutenue sur le point réflexe correspondant associé à une respiration plus profonde et lente de la part du patient. Localisez le plexus solaire en plaçant une main sur le dessus de la partie supérieure du pied que vous serrerez doucement, de cette manière un creux apparaîtra sur la plante du pied situé approximativement au centre de la ligne du diaphragme, c'est le plexus solaire. Relâchez le pied en gardant votre pouce sur l'emplacement du point réflexe puis faites de même pour l'autre pied. Saisissez le pied gauche dans votre main droite et le pied droit dans votre main gauche, les pouces reposant sur la zone du plexus solaire, les doigts sur le dessus du pied. Appuyez doucement et progressivement pendant quelques secondes sur le point tandis que vous demandez au patient d'expirer lentement et profondément ; relâchez ensuite la pression pendant l'inspiration tout en restant en contact avec les pieds. Recommencez ces techniques à plusieurs reprises en coordonnant la respiration avec les pressions sur la zone réflexe.

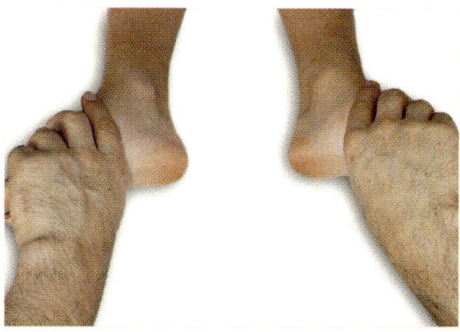

L'AUTOTRAITEMENT

En réflexologie des pieds, il est toujours préférable que le traitement soit administré par une autre personne car il est pratiquement impossible de s'appliquer à soi-même un soin complet. Il est très difficile de pouvoir appliquer une pression suffisante sur certains points réflexes et dans le même temps de se relaxer suffisamment pour profiter des bénéfices du traitement. Par ailleurs, lorsque l'on se masse soi-même, l'échange d'énergie et le dialogue entre le praticien et le patient n'existent pas. Confier sa séance de réflexologie à un praticien est donc préférable, cependant il est possible de se traiter soi-même, lorsque l'on ne peut pas faire autrement.

La pression de certaines zones réflexes spécifiques permet également de soulager facilement un certain nombre d'affections et de maux courants comme l'insomnie, la fatigue, les migraines.

La réflexologie des mains est souvent plus accessible que celle des pieds et peut par ailleurs se pratiquer à tout moment et en toute discrétion où que ce soit. Il est par exemple possible de se faire un massage de réflexologie palmaire en regardant la télévision, en voyage en train ou en avion ou lors d'une pause au travail. Ce côté pratique de l'automassage ne doit pas vous faire oublier qu'une séance complète avec un praticien donnera généralement de meilleurs résultats. Prendre soin de ses mains et de ses pieds par le massage constitue un moyen naturel de soigner l'organisme tout entier et de prévenir les maladies. Ces bienfaits sont obtenus en grande partie par la relaxation du corps que la réflexologie engendre, limitant ainsi le niveau des tensions et de stress qui peuvent être alors gérés plus facilement. Lorsque vous travaillez sur vos propres pieds, asseyez-vous confortablement sur une chaise et repliez une de vos jambes de façon à reposer le dessus du pied sur l'autre cuisse. Cela requiert toutefois un minimum de souplesse. Vous pouvez également vous asseoir sur le sol jambes croisées.

Pratiquez la séance d'automassage avec le même protocole que pour le massage à deux. Gardez toujours l'une de vos mains en contre-appui, le pouce de l'autre main servant à exercer les pressions sur les différentes zones réflexes.

À TITRE D'EXEMPLE, VOICI UNE SÉQUENCE TYPE POUR UNE SÉANCE D'AUTOMASSAGE

■ Commencez par des lissages avec vos deux mains de l'ensemble du pied pour détendre et relaxer la voûte plantaire.

■ Diminuez ensuite votre stress et vos tensions internes en exerçant une pression du pouce sur la zone du plexus solaire synchronisée avec votre expiration. Relâchez la pression sur l'inspiration et recommencez la manœuvre trois à quatre fois de suite.

■ Massez ensuite les différentes zones de la tête et du cou sur le gros orteil, exercez une pression soutenue sur la zone hypophysaire.

- Massez les différentes zones réflexes de la plante du pied en vous déplaçant progressivement vers le talon.

- Terminez le massage de la plante par une pression soutenue sur le point réflexe des reins et sur celui du pelvis au milieu des talons.

- Effleurez doucement le bord interne du pied avec la partie charnue de la paume de votre main pour détendre la colonne vertébrale que vous massez ensuite par des séries de pressions alternées sur les différentes zones réflexes en vous déplaçant du gros orteil vers le talon. Accordez une attention particulière à toutes les zones sensibles que vous pourrez relaxer par des petits cerclages du pouce, doux et réguliers, dans le sens des aiguilles d'une montre.

- Inversez votre main de soutien et avec votre pouce stimulez les zones réflexes du bord externe du pied, en particulier les points réflexes des grandes articulations : épaule, coude, hanche, genou.

- Faites ensuite pivoter votre jambe de manière à tourner le dessus du pied vers vous pour masser les zones réflexes du système lymphatique du dessus du pied.

- À la fin de cet automassage, effleurez de nouveau les pieds avec vos deux mains pour dissiper toutes les tensions et les toxines qui ont été drainées.

- Inversez ensuite la position pour reprendre la même séquence sur l'autre pied.

- Une fois les deux pieds massés, allongez-vous pour vous relaxer pendant une quinzaine de minutes avant de boire un grand verre d'eau.

Vous pouvez également utiliser ce protocole et pratiquer les mêmes séquences en automassage pour la réflexologie des mains. Le massage des mains complétant celui des pieds vous pouvez, si vous le souhaitez, pratiquer les deux types de réflexologie au sein d'une même séance d'automassage.

Cette courte séance, qui ne dure qu'une dizaine de minutes au total, vous permettra d'effectuer néanmoins un soin complet et de traiter un grand nombre de maux courants spécifiques.

PRENDRE SOIN DE VOS PIEDS

Les pieds sont la partie du corps la plus souvent négligée. Si vous apprenez à prendre soin de vos pieds, vous vous sentirez en meilleure santé. Rappelez-vous que pour la réflexologie toutes les parties du pied correspondent à une partie de votre corps ; se préoccuper de ses pieds, c'est se préoccuper de sa santé en général.

Quelques conseils pour le bien-être de vos pieds

- Marchez nu-pieds le plus souvent possible, cela aide à éviter les déformations du pied et favorise une meilleure circulation à ce niveau.

- N'hésitez pas à enlever vos chaussures et à marcher pieds nus dans l'herbe ou sur la plage pour vous revivifier et faire le plein d'énergie.

- Évitez les chaussures trop étroites et les talons trop hauts qui à la longue déforment la voûte plantaire.

- Évitez les chaussettes en fibres synthétiques qui favorisent la transpiration ; préférez celles en coton ou en laine.

- Massez vos pieds régulièrement avec des crèmes et des huiles essentielles aux propriétés curatives.

Faites régulièrement des exercices de gymnastique pour les pieds en vue de les garder souples et en bonne santé.

Voici quelques exercices que vous pouvez pratiquer régulièrement

- Tournez les pieds dans les deux sens pour assouplir l'articulation de la cheville.

- Entraînez-vous à marcher sur la pointe des pieds pour les renforcer et entretenir votre équilibre corporel.

- Transférez votre poids de l'intérieur des pieds sur le côté externe pour éviter qu'ils ne se déforment et ne tournent vers l'intérieur.

- Massez-vous la plante des pieds avec une balle en mousse que vous faites rouler sous la plante. Cet exercice stimulera également l'ensemble des zones réflexes de la voûte plantaire.

QUELQUES RECETTES À BASE D'HUILES ESSENTIELLES QUI VOUS AIDERONT À TRAITER ET À SOULAGER VOS PIEDS

Bains de pieds aux huiles essentielles

Ajoutez six gouttes d'huiles essentielles dans une petite bassine d'eau chaude juste avant d'y plonger vos pieds que vous laissez tremper environ 10 à 12 minutes.

Bain de pieds pour stimuler la circulation sanguine

2 gouttes de géranium
2 gouttes de poivre noir
2 gouttes de romarin

Bain stimulant et tonique en fin de journée

2 gouttes de lavande
2 gouttes de menthe
2 gouttes de genièvre

Bain pour pieds gonflés et fatigués

3 gouttes de lavande
3 gouttes de camomille

Bain antifatigue des pieds

3 gouttes de lavande
3 gouttes de menthe poivrée

Bain antitranspiration pour pieds fatigués

2 gouttes de cyprès
2 gouttes de citron
2 gouttes de rose

Bain pour pieds douloureux

2 gouttes de romarin
2 gouttes d'eucalyptus
2 gouttes de lavande

Crème rafraîchissante

Ajoutez à 30 g de crème :
3 gouttes de menthe
3 gouttes de lavande

Crème pour pieds crevassés

Ajoutez à 30 g de crème :
3 gouttes de benjoin
2 gouttes de myrrhe
2 gouttes de genièvre

COMMENT UTILISER CES FICHES THÉRAPEUTIQUES

Voici une série de conseils qui vont vous permettre de prévenir et soigner en douceur les problèmes de santé au quotidien par le massage des pieds, complété ou non par d'autres remèdes naturels.

Mise en garde

Ces différentes thérapies naturelles agissent efficacement sur la plupart des petits problèmes de santé quotidiens, évitant ainsi la consommation de médicaments non dépourvus d'effets secondaires. Avant toute automédication, il est toutefois recommandé de recueillir l'avis autorisé d'un praticien ou d'un thérapeute qualifié.

En effet, il faut savoir que retarder un diagnostic ou un traitement médical peut avoir ultérieurement de graves conséquences sur l'évolution et la guérison d'une maladie.

LE MASSAGE RÉFLEXE PLANTAIRE ET PALMAIRE

Selon les différentes affections il vous sera proposé de traiter une ou plusieurs zones réflexes spécifiques. Il est recommandé de masser ces points après une réflexologie plantaire globale qui préparera l'organisme, stimulera la circulation sanguine et dynamisera les énergies du corps. Si vous manquez de temps, concentrez-vous uniquement sur ces zones à raison d'une moyenne de deux minutes de stimulation par point réflexe. Le massage réflexologique des mains vient compléter celui des pieds mais il n'est nullement indispensable, il en potentialisera cependant l'action.

Dans la plupart des cas il est conseillé de masser ces zones réflexes tous les deux jours environ dans le cadre d'un traitement aigu et une à deux fois par semaine pour une affection chronique.

REMÈDES NATURELS COMPLÉMENTAIRES

Dans la majorité des traitements proposés, la réflexologie obtient à elle seule d'excellents résultats, souvent même spectaculaires, que ce soit pour soulager une douleur, évacuer le stress, améliorer ou dissiper un symptôme.

Si vous le souhaitez, vous pouvez également utiliser conjointement d'autres remèdes naturels comme la phytothérapie, l'aromathérapie ou l'homéopathie afin de compléter votre traitement et d'en renforcer les effets curatifs.

Les remèdes complémentaires proposés dans cet ouvrage sont parmi les plus courants généralement prescrits pour traiter ces types d'affections. Ils sont cités ici à titre indicatif ; aussi, pour une prescription plus adaptée à votre cas personnel, il est préférable de consulter un médecin spécialiste.

Phytothérapie

Choisissez une ou deux plantes parmi celles proposées que vous pourrez absorber en infusion à raison d'une tasse, trois à quatre fois par jour en moyenne.

Certaines plantes sont également disponibles sous d'autres formes, préparations liquides, solubles ou en gélules.

Aromathérapie

Les huiles essentielles peuvent être utilisées sous plusieurs formes :

■ **En prescription orale**
À raison d'une ou deux gouttes diluées dans une boisson ou sur un morceau de sucre

■ **En massage d'une partie ou de la globalité du corps**
Mélangez quelques gouttes d'huiles essentielles dans une huile de support neutre, comme de l'huile d'amande douce ou de pépins de raisin par exemple. On recommande le dosage d'une goutte d'huiles essentielles pour une cuillère à café d'huile de support. Ne dépassez jamais plus de six gouttes au total et ne mélangez pas plus de trois huiles essentielles à la fois.

■ **En inhalation de vapeur**
Versez trois ou quatre gouttes d'huile dans un grand bol ou un saladier rempli d'eau bouillante. Penchez-vous au-dessus du saladier en vous recouvrant d'une serviette et respirez profondément pendant quelques minutes. Cette méthode convient également au sauna facial.

■ **En diffuseur**
Il existe dans le commerce un grand nombre d'appareils pour parfumer l'air ambiant avec des huiles essentielles. À défaut, versez une ou deux gouttes sur une ampoule allumée.

■ **En compresses chaudes ou froides**
Versez quatre à six gouttes d'huiles essentielles dans un saladier rempli d'eau chaude ou froide ; laissez tremper un morceau de coton plié, essorez puis appliquez sur la région lésée. Pour une compresse chaude, répétez l'opération dès que le linge se refroidit.

Précautions à prendre avec les huiles essentielles

Ne pas ingérer d'huiles essentielles sans avoir recueilli l'avis d'un thérapeute.
Ne pas appliquer d'huiles essentielles sur les yeux.
Ne pas appliquer d'huiles essentielles non diluées sur la peau.
Consultez un praticien certifié si vous souffrez d'allergies, d'une affection chronique ou si vous suivez un traitement médical.

Homéopathie

Les remèdes homéopathiques se présentent généralement sous forme de petits granules à laisser fondre sur la langue sans les toucher préalablement avec les doigts.
Le choix du remède se fait généralement sur les signes associés aux symptômes que l'on désire traiter. Le champ des médications homéopathiques est vaste et seul un praticien expérimenté sera à même de vous prescrire un traitement parfaitement adapté à votre cas.
Les remèdes cités dans cet ouvrage sont donnés en première intention ; on les recommande en faible dilution de 5 à 7 CH prise sous la forme de trois granules par périodicité de deux à trois heures. Pour les cas plus chroniques, préférez une dilution de 9 CH, à raison de trois granules deux à trois fois par jour. Plusieurs remèdes homéopathiques peuvent être associés au sein d'un même traitement mais veillez à ne prendre qu'un seul remède à la fois.

PROBLÈMES DU NEZ, DE LA GORGE ET DES OREILLES

TOUX

La toux est plus un symptôme qu'une maladie, elle peut être le signe de divers problèmes comme par exemple une sinusite, une pharyngite, une bronchite, une pneumonie ou une simple grippe.

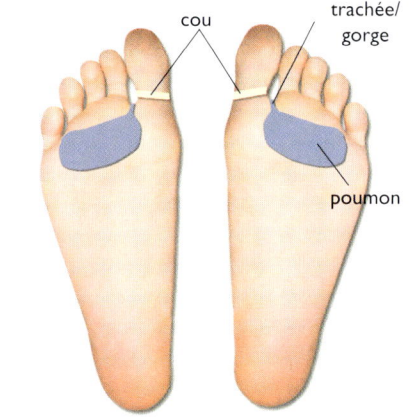

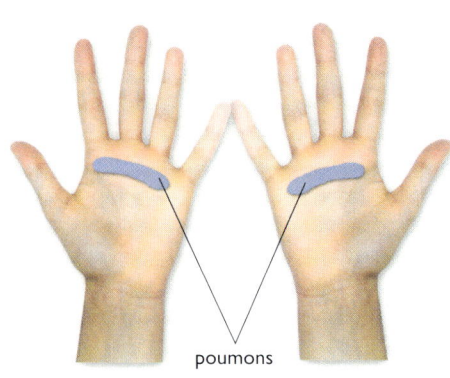

Une toux sèche est généralement provoquée par la présence de mucosités au fond de la gorge ou par la nervosité qui contracte celle-ci. Une toux grasse est générée par une inflammation des bronches suite à une infection ou à une allergie.

Traitement par réflexologie plantaire et palmaire

- Zones principales à stimuler : point réflexe de la gorge, des poumons et du cou.
- Zones secondaires : ganglions et système lymphatique.

Remèdes naturels complémentaires

- Phytothérapie

Tisane de menthe poivrée à laquelle vous pouvez ajouter un bâton de réglisse, de thym ou pulmonaire, graines d'anis, guimauve et miel.

- Aromathérapie

Huiles essentielles d'eucalyptus en inhalation : 6 gouttes dans un bol d'eau bouillante. Huiles essentielles de pin, de bois de santal, de myrrhe : à utiliser en massage ou dans un diffuseur.

- Homéopathie

Drosera : pour les toux irritantes et violentes.
Bryonia : en cas de toux sèche.
Pulsatilla : en cas de toux grasse et humide.
Rumex : contre les toux très épaisses et irritantes.
Chamomilla : en cas de toux sèche et irritante avec des sifflements.

LARYNGITE ET MAL DE GORGE

Une laryngite aiguë est une inflammation du larynx résultant le plus souvent d'une affection de l'appareil respiratoire supérieur. La laryngite chronique, plus rebelle, est souvent secondaire à une irritation de la gorge provoquée par un tabagisme chronique.

Traitement par réflexologie plantaire et palmaire

■ Zones principales à stimuler : point réflexe de la gorge et du cou.

■ Zones secondaires : ganglions et système lymphatique, poumons, visage, sinus, glandes surrénales.

Remèdes naturels complémentaires

■ Phytothérapie
Infusions et gargarisme de sauge et de romarin.

■ Aromathérapie
Huiles essentielles de géranium et de romarin en gargarisme : 4 gouttes dans un bol d'eau bouillante.
Huiles essentielles de pin, de bois de santal, de thym : à utiliser en massage ou dans un diffuseur.

■ Homéopathie
Aconit : en cas d'apparition soudaine des symptômes.
Lachesis : en cas de laryngite chronique.
Apis : si la cause est allergique.
Spongia : en cas de toux sèche associée.
Baryta carbonica : s'il existe une extinction de voix associée.

RHUME ET CATARRHE

Le rhume courant est secondaire à une infection virale qui provoque des écoulements nasaux et rend la gorge sèche. Il s'accompagne quelquefois de fièvre.
L'inflammation des muqueuses des voies aériennes suite à un rhume peut entraîner une hypersécrétion de mucus épais ou aqueux que l'on appelle catarrhe. Des rhumes rapprochés peuvent provoquer un catarrhe chronique.

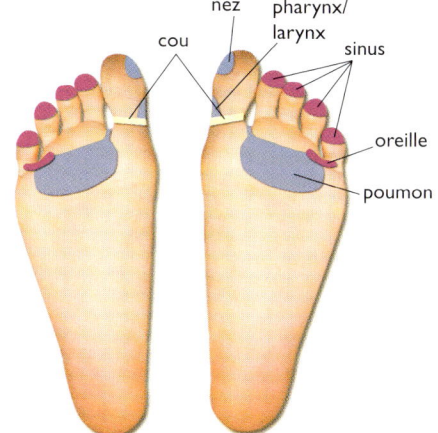

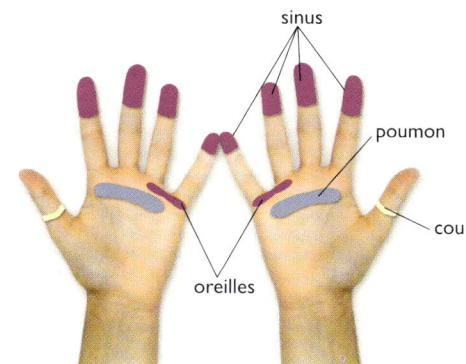

Traitement par réflexologie plantaire et palmaire

■ Zones principales à stimuler : points réflexes de la gorge, du cou, des sinus, des oreilles et des poumons.

■ Zones secondaires : ganglions et système lymphatique, visage, glandes surrénales.

Remèdes naturels complémentaires

■ Phytothérapie
Tisane de fleur de sureau, d'euphraise, d'eupatoire et d'ellébore.

■ Aromathérapie
Huiles essentielles d'eucalyptus et de thym en inhalation : 4 gouttes dans un bol d'eau bouillante.
Huiles essentielles de pin, camomille, santal, sauge sclarée, menthe : à utiliser en massage ou dans un diffuseur.

■ Homéopathie
Arsenicum album : en cas d'écoulement épais.
Pulsatilla : en cas de mucus jaune et verdâtre.
Natrum muriaticum : en cas de mucus translucide.
Sulfur : en cas de croûte sèche ou de gêne à l'intérieur plus qu'à l'extérieur.

SINUSITE

La sinusite est une inflammation des sinus qui sont des cavités logées dans le crâne et qui peuvent s'enflammer et sécréter du mucus provoquant des douleurs, des maux de tête, des larmoiements, et une obstruction des conduits de drainage.

Traitement par réflexologie plantaire et palmaire

■ Zones principales à stimuler : point réflexe des sinus, zones réflexes de la tête et du cou.

■ Zones secondaires : ganglions et système lymphatique, yeux, glandes surrénales.

Remèdes naturels complémentaires

■ Phytothérapie
Tisane de fleurs de sureau et d'hydrastis.

■ Aromathérapie
Huiles essentielles d'eucalyptus et de lavande en inhalation : 4 gouttes dans un bol d'eau bouillante.
Huiles essentielles de pin, lavande, santal : à utiliser en massage ou dans un diffuseur.

■ Homéopathie
Kali bichromicum et hepar sulfur : en cas de mucosités épaisses difficiles à évacuer.
Pulsatilla : si la sinusite est accompagnée de larmoiements des yeux.

OTITE

L'otite est due à une inflammation de l'oreille moyenne. Elle est courante à tout âge et peut être responsable de douleurs intenses, d'épanchements, de sécrétions abondantes et visqueuses et d'une perte progressive de l'audition. L'otite est fréquente chez l'enfant ; lorsqu'elle devient chronique et mal traitée, elle peut entraîner une surdité.

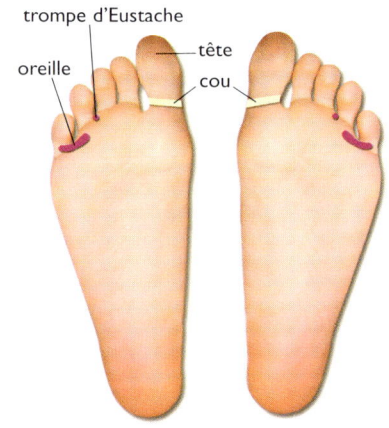

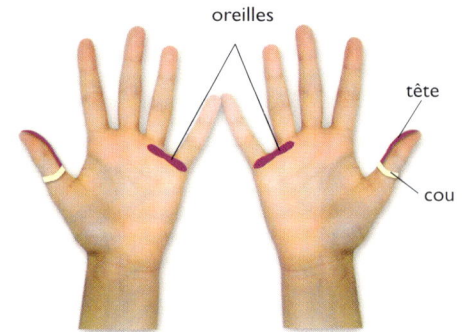

Traitement par réflexologie plantaire et palmaire

- Zones principales à stimuler : oreilles et trompes d'Eustache, tête et cou.
- Zones secondaires : ganglions et système lymphatique, sinus, glandes surrénales.

Remèdes naturels complémentaires

- Phytothérapie

Lavez le conduit auditif avec une infusion tiède de camomille et d'hydrastis.
Également, solidago et gingko 20 gouttes dans un verre d'eau trois fois par jour (pour un enfant de 4 à 6 ans).

- Aromathérapie

Huiles essentielles de marjolaine et de pépins de raisin à l'extrémité d'un coton-tige pour badigeonner le conduit.

- Homéopathie

Belladona : en cas de douleurs et de rougeurs.
Mercurius solubilis : en cas d'écoulements.
Aconit : en cas d'infection aiguë avec douleurs intenses.

MALADIES DES YEUX

CONJONCTIVITE

La conjonctivite est une inflammation de la membrane recouvrant le globe oculaire. Elle fait suite à une infection virale ou bactérienne très souvent liée aux poussières et agents polluants de l'air.
À partir d'un certain âge elle peut être secondaire à une sécheresse de l'œil.

Traitement par réflexologie plantaire et palmaire

- Zones principales à stimuler : point réflexe des yeux.
- Zones secondaires : ganglions et système lymphatique, glandes surrénales.

Remèdes naturels complémentaires

- Phytothérapie

Bain oculaire à l'euphraise, souci et camomille.
Infusions d'euphraise, sauge, hydrastis.

- Aromathérapie

Huiles essentielles de lavande, de camomille ou de rose en compresse sur l'œil : 4 gouttes sur une compresse chaude.

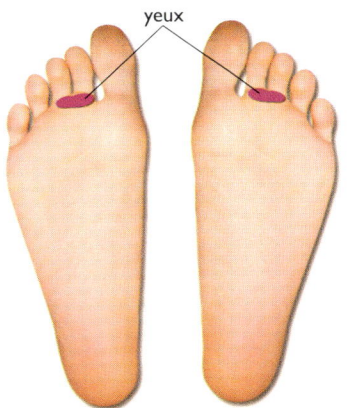

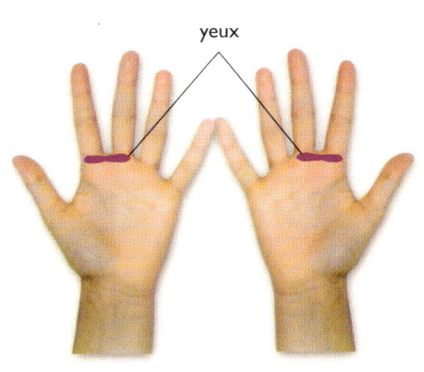

Homéopathie

Euphrasia : une goutte de teinture mère pour un bain oculaire.
Hepar sulfur : contre l'infection.
Pulsatilla : contre les mucosités.

FATIGUE OCULAIRE

La fatigue oculaire est généralement favorisée par le stress, la surcharge de travail, l'utilisation prolongée d'écran informatique ou de consoles de jeux, la pollution. Elle occasionne des gênes ou des douleurs liées aux yeux ou à la vue avec des céphalées, des sensations de tension autour des yeux et des difficultés de mise au point.

Traitement par réflexologie plantaire et palmaire

- Zones principales à stimuler : point réflexe des yeux.
- Zones secondaires : points réflexes de la tête et du cou.

Remèdes naturels complémentaires

- Phytothérapie

Euphraise, souci et mouron blanc en compresses froides sur les yeux.

- Aromathérapie

Huile essentielle de fenouil : 3 à 4 gouttes sur une compresse pour apaiser les yeux fatigués.

- Homéopathie

Ruta : fatigue oculaire après une longue lecture.
Arnica : fatigue oculaire après avoir pris la route.
Natrum muriaticum : si les yeux sont douloureux en les bougeant.

PROBLÈMES DE PEAU

ACNÉ - ECZÉMA - PSORIASIS

L'acné survient quand les pores sont obstrués par le sébum. C'est un trouble cutané fréquent chez les adolescents, secondaire aux changements hormonaux de la puberté qui entraîne une augmentation de l'activité des glandes sébacées.
L'eczéma est une inflammation cutanée qui provoque démangeaisons et rougeurs. Il a bien souvent des causes multiples, allergie, stress émotionnel ou troubles héréditaires.
Le psoriasis est caractérisé par des plaques rouges ou roses couvertes de squames blanchâtres qui peuvent affecter toutes les parties du corps, le plus souvent les coudes, les genoux, le cuir chevelu ou le bas du dos. Il est souvent d'origine héréditaire mais peut également être déclenché par le stress ou une maladie aiguë.

Traitement par réflexologie plantaire et palmaire

En réflexologie, on utilisera la même zone pour traiter ces différentes infections.

- Zones principales à stimuler : zone réflexe correspondant à la partie du corps souffrant de l'affection dermatologique.
- Zones secondaires : reins, glandes surrénales, thyroïde, hypophyse, plexus solaire, intestins, système lymphatique.

Remèdes naturels complémentaires

- Phytothérapie

Acné
Mouron blanc, souci, fleurs de sureau en sauna facial.
Lotion à la lavande et à l'achillée.
Décoction à boire de bardane et d'échinacée.

Eczéma
Infusion de pensée et de trèfle rouge ou de bardane, camomille, pensée sauvage.
Psoriasis
Tisane de scrofulaire et d'ortie.
Bains d'achillée millefeuille.

■ Aromathérapie
Eczéma
Huiles essentielles de lavande, de camomille ou de mélisse : à utiliser en massage, mélangées à une huile de support.
Psoriasis
Huiles essentielles de bergamote, cajeput, camomille romaine : à utiliser en massage mélangées à une huile de support.

■ Homéopathie
Acné
Pulsatilla : en cas d'augmentation de l'acné avec une alimentation trop riche.
Silicea : en cas de cicatrices.
Sulfur : en cas d'acné chronique.
Hepar sulfur : en cas de gros boutons purulents.
Kali bichromicum : en cas de démangeaisons.
Eczéma
Sulfur : peau brûlante et rouge.
Graphite : si la peau est infectée.
Urtica : en cas de démangeaisons.
Rhus tox : en cas de vésicules avec aggravation nocturne.
Psoriasis
Kalium arsenicosum : si la peau est squameuse.
Graphite : en cas de surinfection.
Petroleum : en cas d'aggravation l'hiver.
Sulfur : aggravation après le bain.

ALLERGIES

On entend par allergies des réactions anormales du système immunitaire au contact de substances données. Face à ces substances dites allergènes, le corps stimule alors ces mécanismes de défense. Il en résulte une réaction allergique, celles-ci sont très nombreuses et se traduisent souvent par des démangeaisons, un écoulement nasal, une respiration asthmatique, de l'urticaire ou un choc anaphylactique.

Traitement par réflexologie plantaire et palmaire

■ Zones principales à stimuler : point réflexe des glandes surrénales et de l'hypophyse.

■ Zones secondaires : ganglions et système lymphatique, thyroïde, reins, intestins.

Remèdes naturels complémentaires

■ Phytothérapie
Tisanes de rudbeckie, camomille, achillée millefeuille, fleurs de sureau, angélique.

■ Aromathérapie
Huile essentielle de mélisse dans un bain.
Huiles essentielles de camomille romaine ou de lavande : à utiliser en massage ou dans un diffuseur.

■ Homéopathie
Urtica : contre l'urticaire.
Pulsatilla : contre les réactions oculaires.
Apis : en cas de piqûre d'abeille.

PROBLÈMES RESPIRATOIRES

ASTHME

L'asthme est provoqué par un rétrécissement des bronchioles et par la production de mucus empêchant ainsi la circulation de l'air. La respiration rendue difficile devient sifflante. L'asthme est souvent d'origine allergique, surtout chez l'enfant. Plusieurs facteurs en sont responsables : agents allergènes, pollutions diverses ou traumatismes émotionnels.

Traitement par réflexologie plantaire et palmaire

■ Zones principales à stimuler : point réflexe des poumons et des bronches.

■ Zones secondaires : plexus solaire, partie thoracique de la colonne vertébrale, glandes surrénales, hypophyse, glande thyroïde, gonades, cœur.

Remèdes naturels complémentaires

■ Phytothérapie
Infusion d'aunée, de droséra, d'hysope, d'écorce de merisier.

■ Aromathérapie
Huiles essentielles d'eucalyptus, de lavande et de camomille en inhalation : 4 gouttes dans un bol d'eau bouillante.
Huiles essentielles de pin, bergamote, sauge sclarée, néroli : à utiliser en massage ou dans un diffuseur.

■ Homéopathie
Ipeca : avec respiration difficile, toux jusqu'à vomir.
Arsenicum album : en cas de réveil brutal au milieu de la nuit.
Bryonia : avec toux violente et sèche.
Natrum sulfuricum : en cas d'asthme par temps humides.

Lachesis : si l'asthme débute au printemps ou à l'automne.

BRONCHITE

La bronchite est secondaire à une inflammation de la muqueuse des bronches. Elle provoque une toux sèche qui devient progressivement grasse, accompagnée de fièvre et d'une respiration courte. Les bronchites aiguës font suite à une maladie virale telle que la grippe. Les mucosités infectées de bactéries sont alors évacuées des poumons.
La bronchite chronique, le plus souvent déclenchée par le tabagisme, provoque une irritation prolongée des voies respiratoires.

Traitement par réflexologie plantaire et palmaire

■ Zones principales à stimuler : point réflexe des poumons et des bronches.

■ Zones secondaires : ganglions et système lymphatique, tête et cou, plexus solaire, glandes surrénales.

Remèdes naturels complémentaires

■ Phytothérapie
Tisane de menthe poivrée. Extrait d'écorce d'églantier mélangé à n'importe quel breuvage. Anis et miel dilués dans une boisson.

■ Aromathérapie
Huiles essentielles d'eucalyptus et de thym en inhalation : 4 gouttes dans un bol d'eau bouillante.
Huiles essentielles de pin, genévrier, myrrhe, romarin : à utiliser en massage ou dans un diffuseur.

■ Homéopathie
Pulsatilla : en cas de toux sèche la nuit et grasse le matin.
Bryonia : en cas de toux sèche persistante.
Phosphorus : en cas de toux brève et irritante.
Ipeca : en cas de nausées et de sensations d'étouffement.
Aconit : en cas de bronchite soudaine avec toux sèche et frissons.

EMPHYSÈME

L'emphysème est une infection évolutive dans laquelle les alvéoles pulmonaires se distendent et se déchirent, limitant ainsi la capacité des échanges gazeux. Le patient éprouve des difficultés respiratoires avec un souffle court surtout à l'effort et une toux produisant des glaires. L'emphysème est très fréquent chez les gros fumeurs et se rencontre également chez les sujets asthmatiques ou atteints de bronchite chronique.

Traitement par réflexologie plantaire et palmaire

■ Zones principales à stimuler : point réflexe des poumons et des bronches.
Zones secondaires : ganglions et système lymphatique, glandes surrénales, zone thoracique de la colonne vertébrale, tête et cou.

Remèdes naturels complémentaires

■ Phytothérapie
Tisane de menthe poivrée, écorce d'orme.

■ Aromathérapie
Huiles essentielles d'eucalyptus et de lavande en inhalation : 4 gouttes dans un bol d'eau bouillante.
Huiles essentielles de bois de cèdre, menthe poivrée, eucalyptus : à utiliser en massage ou dans un diffuseur.

■ Homéopathie
Voir les traitements de la toux, de la bronchite et de l'asthme.

PROBLÈMES CIRCULATOIRES

ANGINE DE POITRINE

L'angine de poitrine est une douleur thoracique provoquée par un rétrécissement des artères coronaires qui entraîne par conséquent une raréfaction du flux sanguin vers le cœur. Les symptômes de l'angine de poitrine sont très similaires à ceux de la crise cardiaque mais ils sont moins graves. La douleur survient le plus souvent après un effort physique ou suite à diverses circonstances qui exigent du cœur un effort excessif.

Traitement par réflexologie plantaire et palmaire

■ Zone principale à stimuler : point réflexe du cœur.

■ Zones secondaires : plexus solaire, reins, glandes surrénales.

Remèdes naturels complémentaires

■ Phytothérapie
Infusions de baies d'aubépine, mélisse, fleurs de tilleul.

■ Homéopathie
Cactus : en cas de douleur en étau avec difficultés respiratoires.
Lilium : en cas de palpitations.
Glonoïnum : en cas de battements cardiaques faibles et de sensation d'évanouissement.

HYPERTENSION ARTÉRIELLE

La tension artérielle correspond à la pression exercée par le sang sur les parois des vaisseaux.

Lorsque la pression artérielle est élevée, cette pression est plus importante que la normale.

L'hypertension artérielle a de très nombreuses causes, comme le stress, l'obésité, les facteurs héréditaires, le diabète, une maladie rénale, la grossesse, un déséquilibre glandulaire. Les symptômes sont souvent des céphalées, des vertiges et des bourdonnements d'oreilles.

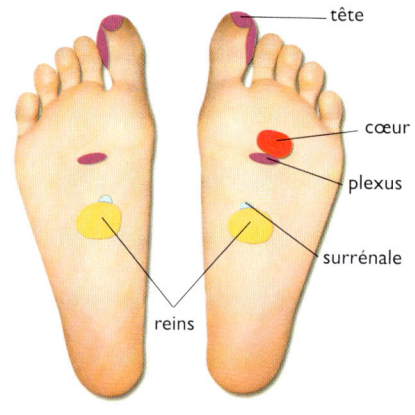

Traitement par réflexologie plantaire et palmaire

■ Zone principale à stimuler : point réflexe du cœur, plexus solaire, reins, glandes surrénales, zone de la tête.

Remèdes naturels complémentaires

■ Phytothérapie
Infusion de baies d'aubépine, de chrysanthème, d'écorce d'obier, de fleurs de tilleul, d'achillée millefeuille.

■ Aromathérapie
Huiles essentielles de lavande, marjolaine, ylang-ylang : à utiliser en massage ou dans un diffuseur.

■ Homéopathie
Traitement selon le type constitutionnel du sujet.

TROUBLES DIGESTIFS

GASTRO-ENTÉRITE

La gastro-entérite est une inflammation de l'estomac et de l'intestin, secondaire à la prolifération de bactéries intestinales ou encore à un virus susceptible d'avoir contaminé l'eau ou les aliments. L'intensité des symptômes varie selon la cause mais on retrouve fréquemment de la fièvre, des douleurs abdominales, des nausées et vomissements, des diarrhées. L'affection est plus grave chez les personnes âgées et les nourrissons en raison des risques de déshydratation liés aux vomissements et aux diarrhées.

Traitement par réflexologie plantaire et palmaire

■ Zones principales à stimuler : points réflexes des intestins et de l'estomac, foie, vésicule biliaire.

■ Zones secondaires : ganglions et système lymphatique, glandes surrénales, plexus solaire.

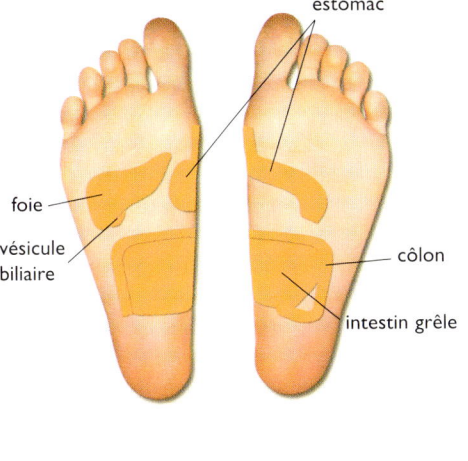

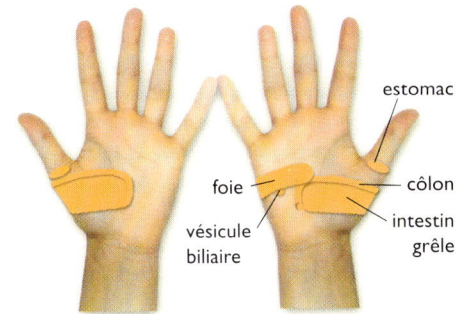

Remèdes naturels complémentaires

■ Phytothérapie
Infusion de consoude, reine-des-prés, orme rouge.
■ Aromathérapie
Huiles essentielles de camomille et géranium : à utiliser en massage de l'abdomen mélangées avec une huile de support.
■ Homéopathie
Arsenicum album : en cas de douleurs abdominales brûlantes accompagnées de soif.
Pulsatilla : si les symptômes empirent, surtout la nuit.

Mercurius solubilis : en cas de diarrhées et selles sanguinolentes avec mucosités.
Phosphorus : en cas de sensations de brûlures et vomissements.
Sulfur : en cas de diarrhées brûlantes empirant en fin d'après-midi.

INDIGESTION

L'indigestion comprend souvent une gêne au niveau supérieur de l'abdomen, secondaire à un repas trop copieux, trop lourd ou ingéré trop rapidement. Elle s'accompagne souvent d'une série de troubles tels que des nausées, des sensations de brûlures à l'estomac, des renvois et des flatulences.

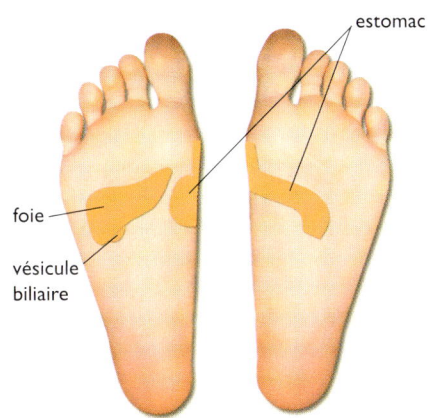

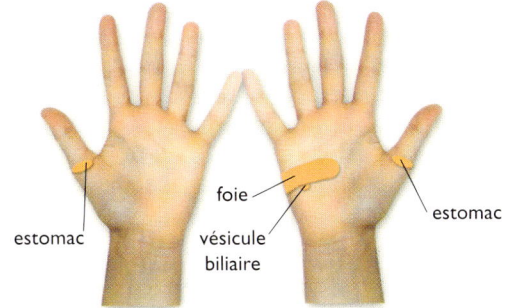

L'indigestion est souvent liée à un mauvais équilibre alimentaire, au stress et à l'anxiété mais elle peut être également symptomatique de diverses maladies comme un ulcère gastro-duodénal ou des calculs biliaires.

Traitement par réflexologie plantaire et palmaire

■ Zones principales à stimuler : points réflexes de l'estomac, foie et vésicule biliaire.

■ Zones secondaires : zones réflexes abdominales, intestins, plexus solaire.

Remèdes naturels complémentaires

■ Phytothérapie
Tisanes de fenouil, menthe poivrée, aneth frais, mélisse, orme rouge.

■ Aromathérapie
Huiles essentielles de genièvre, pamplemousse, romarin, en massage ou bain.

■ Homéopathie
Carbo vegetalis : en cas de gaz et renvois après un repas riche.
Nux vomica : après abus d'alcool.
Arsenicum album : en cas de douleurs abdominales brûlantes surtout entre minuit et deux heures du matin.
Pulsatilla : après une nourriture trop riche avec un mauvais goût dans la bouche et des nausées.
China : en cas de sensations de ballonnement de l'estomac.
Lycopodium : en cas de brûlures et gonflement de l'estomac, sensations de satiété le ventre vide.
Graphite : en cas d'indigestion mais avec des brûlures de l'estomac apaisées par la nourriture.
Bryonia : avec lourdeur de l'estomac empirant après le repas et au mouvement, accompagnée de brûlures et de nausées.

CONSTIPATION

La constipation entraîne une irrégularité des selles accompagnées de difficultés, de gêne, parfois de douleurs. Elle peut être parfois symptomatique d'une autre maladie latente surtout chez l'adulte. Généralement, elle est secondaire à un régime alimentaire pauvre en fibres, à la sédentarité, à des variations hormonales ou aux hémorroïdes.

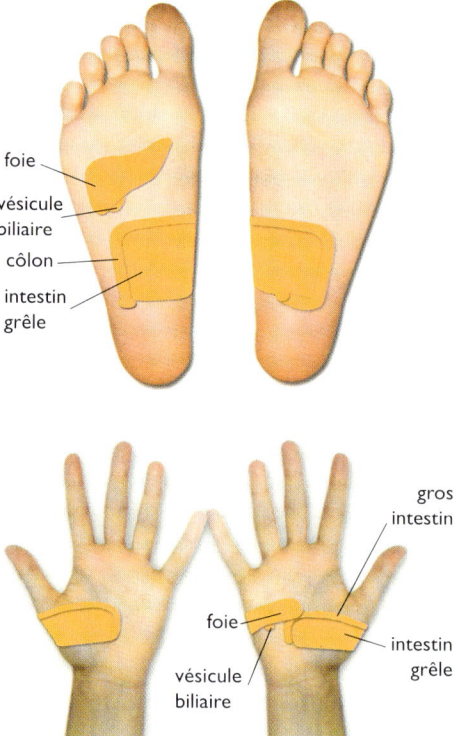

Traitement par réflexologie plantaire et palmaire

■ Zones principales à stimuler : points réflexes des intestins (côlon sigmoïde), foie, vésicule biliaire.

■ Zones secondaires : plexus solaire, bas de la colonne vertébrale.

SOINS ET TRAITEMENTS DES MAUX COURANTS

Remèdes naturels complémentaires

■ Phytothérapie
Tisane de réglisse, racine de guimauve, de rhubarbe, bourdaine, pissenlit.

■ Aromathérapie
Huiles essentielles de marjolaine, romarin, fenouil : à utiliser en massage des régions abdominales, mélangées avec une huile de support.

■ Homéopathie
Nux vomica : en cas de constipation alternée avec diarrhées.
Opium : en cas d'absence d'envie d'aller à la selle.
Silicea : en cas de sensation de brûlure après la défécation.
Bryonia : en cas de congestion au niveau de l'abdomen.
Alumina : en cas d'absence de besoins d'aller à la selle.

HÉMORROÏDES

Les hémorroïdes sont des varices ou des veines situées dans la région rectale. Les hémorroïdes internes se situent juste au-dessus du canal anal, les externes en fin de canal. Elles sont souvent dues à une constipation persistante avec effort à la défécation.

Traitement par réflexologie plantaire et palmaire

■ Zone principale à stimuler : point réflexe du rectum, intestin (côlon).

■ Zones secondaires : plexus solaire.

Remèdes naturels complémentaires

■ Phytothérapie
Onguent de ficaire et compresses d'hamamélis. Traitement externe de marronnier d'Inde, de racine de pissenlit, d'achillée millefeuille.

■ Aromathérapie
Huiles essentielles de lavande, cyprès, myrrhe : 4 gouttes sur une compresse.
Huiles essentielles de romarin : à utiliser en bain chaud.

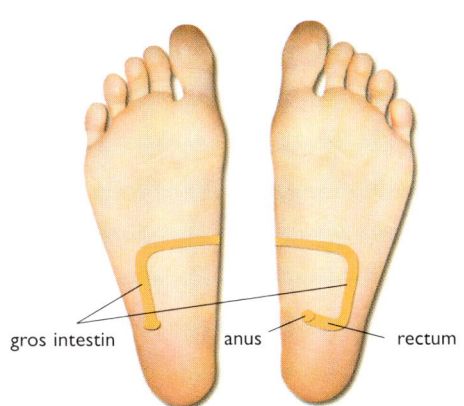

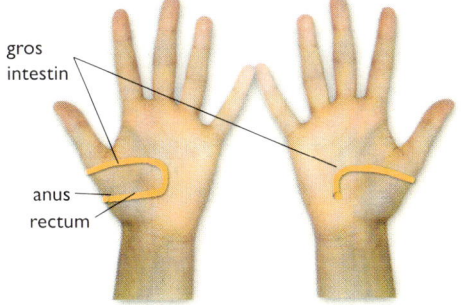

■ Homéopathie
Ratanhia : en cas de douleurs dans l'anus semblables à des échardes.
Sulfur : en cas de démangeaisons.
Sepia : si sensation de gêne dans l'anus.
Hamamelis : en cas de sensation de congestion.

71

DIARRHÉES

La diarrhée est caractérisée par des selles molles et fréquentes. Elle survient lorsque est interrompue la résorption d'eau normalement contenue dans les selles. Elle peut être due à l'accumulation accrue de fluide dans les intestins ou à l'évacuation excessive de ce liquide.

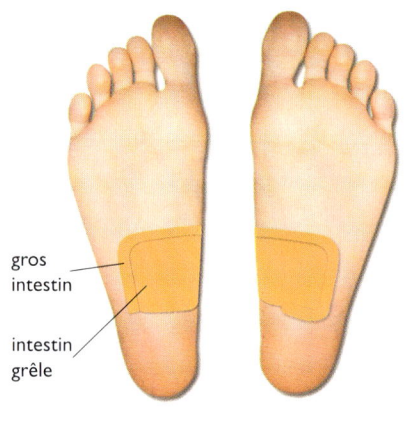

gros intestin
intestin grêle

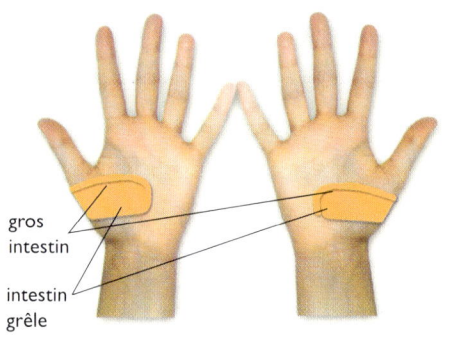

gros intestin
intestin grêle

Les diarrhées sont symptomatiques d'affections diverses comme la dysenterie, l'intoxication alimentaire, la gastro-entérite, les infections parasitaires, le stress. Chez les nourrissons, elle signe souvent une intolérance au lactose. La maladie de Crohn ou le cancer peuvent être à l'origine de diarrhées chroniques.

Traitement par réflexologie plantaire et palmaire

- Zones principales à stimuler : points réflexes des intestins.
- Zones secondaires : plexus solaire, estomac, reins.

Remèdes naturels complémentaires

- Phytothérapie

Décoctions de tormentille et de guimauve. Teinture de myrrhe, de bistorte et d'aigremoine.

- Homéopathie

Aconit : en cas de diarrhée brutale et dilatation de l'abdomen.
Pulsatilla : si la diarrhée empire pendant la nuit.
Colocynthis : en cas de douleurs abdominales lancinantes.
Argentum nitricum : en cas de diarrhées anxieuses.
Phosphoricum acidum : en cas de diarrhées avec des aliments non digérés.

FLATULENCES - INTESTIN IRRITABLE

Les flatulences ou ballonnements intestinaux peuvent être le syndrome de nombreuses affections du système digestif, comme la gastrite, des problèmes de vésicule biliaire, une colopathie fonctionnelle. Ils peuvent également être liés à une mauvaise alimentation ou à un état de stress et d'anxiété.
L'intestin irritable se manifeste par des douleurs abdominales récurrentes fréquemment avec une alternance de diarrhées et de constipation. Cette affection due à une perturbation du transit intestinal est le plus souvent liée au stress, à l'anxiété ou à une intoxication alimentaire.

Traitement par réflexologie plantaire et palmaire

■ Zones principales à stimuler : points réflexes de l'intestin, estomac.

■ Zones secondaires : plexus solaire, foie, vésicule biliaire.

Remèdes naturels complémentaires

■ Phytothérapie
Infusion de fenouil, de camomille, mélisse, menthe poivrée.
Iris et aneth frais pour les flatulences.
Charbon de bois et graines de céleri.

■ Aromathérapie
Huiles essentielles de lavande, camomille : à utiliser en massage de la région abdominale, mélangées à une huile de support.
Huiles essentielles de genévrier, fenouil ou rose ajoutées à l'eau du bain.

■ Homéopathie
Argentum nitricum : en cas de flatulences, diarrhées alternant avec de la constipation, estomac ballonné.
Cantharis : en cas de douleur brûlante de l'abdomen.
Colocynthis : en cas de douleurs lancinantes.
Colchicum : en cas de selles liquides associées.
Lycopodium : en cas de gaz difficiles à expulser.
Arsenicum album : avec sensation de brûlure associée.

NAUSÉES - VOMISSEMENTS

Nausées et vomissements sont symptomatiques d'une multitude de troubles, ils sont courants lors de problèmes digestifs, de fièvre ou de migraine. Ils se manifestent également chez certaines femmes au début de la grossesse ou chez des personnes souffrant du mal des transports. Ils peuvent également être le témoin d'une intoxication alimentaire, d'une hépatite ou de calculs biliaires. Une sensation nauséeuse prolongée avec des céphalées et des douleurs abdominales est souvent symptomatique du stress et de l'anxiété.

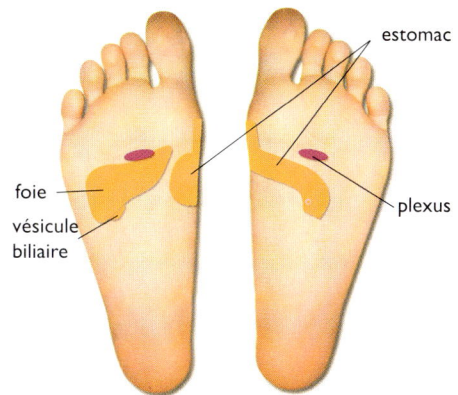
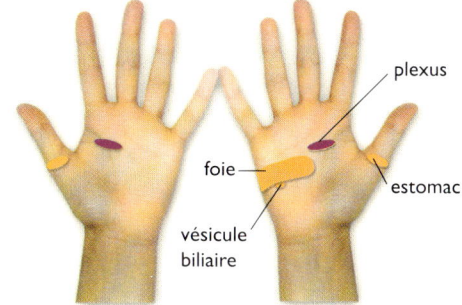

Traitement par réflexologie plantaire et palmaire

■ Zones principales à stimuler : point réflexe de l'estomac, foie, vésicule biliaire, plexus solaire.

■ Zones secondaires : tête et cou.

Remèdes naturels complémentaires

■ Phytothérapie
Tisane de gingembre. Teinture de camomille,

chélidoine, clou de girofle. Gélules d'orme rouge.
Tisane de fenouil, de menthe poivrée ou de mélisse en cas d'indigestion.

■ Homéopathie
Sepia : en cas de nausée à la vue de l'aliment mais qui disparaît en mangeant.
Nux vomica : si les nausées se calment en vomissant.
Arsenicum album : en cas de nausées et de vomissements accompagnés de diarrhées et de douleurs brûlantes.
Pulsatilla : après un repas trop lourd.
Aconit : en cas de nausées et de douleurs non apaisées par les vomissements.
Carbo vegetabilis : en cas d'indigestion après un repas riche.
Graphite : en cas de brûlures d'estomac.
Bryonia : en cas de lourdeur d'estomac empirant après le repas.
China : en cas d'estomac ballonné.

MAUX DE TÊTE

CÉPHALÉES ET MIGRAINES

La céphalée est une affection très courante qui peut avoir des origines diverses. Le plus souvent elle est secondaire au stress, à la fatigue, à une mauvaise position, à des tensions au niveau de la nuque et des épaules, à une allergie d'origine alimentaire ou à des modifications de nature hormonale chez la femme. La migraine consiste en une céphalée lancinante siégeant d'un seul côté de la tête. Il existe deux types de migraine : la commune, et l'ophtalmique qui est associée à des troubles visuels. Une crise peut durer de quelques heures à plusieurs jours.

Traitement par réflexologie plantaire et palmaire

■ Zones principales à stimuler : points réflexes de la tête et du cou, yeux, plexus solaire.

■ Zones secondaires : colonne vertébrale (zone cervicale), sinus, yeux, estomac, foie, vésicule biliaire, point réflexe du pelvis.

Remèdes naturels complémentaires
■ Phytothérapie
Tisane de bétoine, menthe poivrée, camomille, reine-des-prés, valériane.

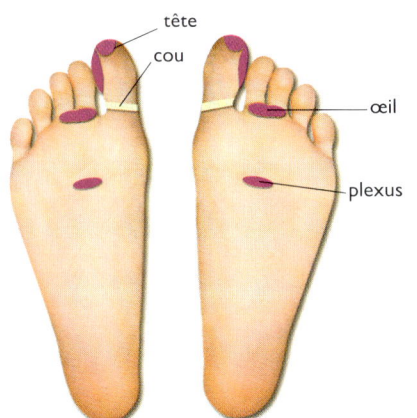
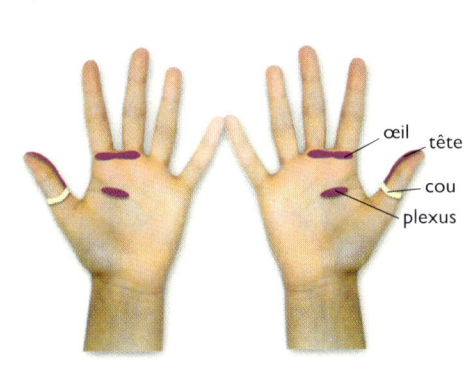

■ Aromathérapie
Huiles essentielles de menthe poivrée et de lavande en inhalation : 4 gouttes dans un bol d'eau bouillante.
Huiles essentielles de lavande, camomille, ylang-ylang : quelques gouttes dans un bain.

■ Homéopathie
Ignatia : en cas de céphalée due au stress.
Nux vomica : en cas de céphalée due au surmenage.
Aconit : en cas de céphalée soudaine avec sensation d'étau.
Bryonia : en cas de douleur aiguë et lancinante.
Ruta : en cas de céphalée oppressante due à la fatigue.
Hypericum : en cas d'hypersensibilité du cuir chevelu.
Pulsatilla : en cas de céphalée empirant le soir.
Thuya : céphalée sur le côté gauche.
Silicea : si la douleur débute à l'arrière du crâne.
Lycopodium : en cas de douleur du côté droit avec vertiges.
Natrum muriaticum : avec céphalée aveuglante et lancinante empirant à la chaleur et au mouvement.

MAUX DE DENTS

Les problèmes de dents sont souvent dus à des caries ou à des abcès qui les provoquent. Les premières sont provoquées par les bactéries qui les attaquent, les seconds par une infection qui se propage dans la dentition et les mâchoires. Chez le nourrisson, les premières poussées dentaires surviennent environ six mois après la naissance. La majorité des bébés ressentent au départ une gêne puis des douleurs aiguës avec des troubles du sommeil, des selles molles, une hypersalivation ou l'apparition d'une plaque rouge sur la joue.

Traitement par réflexologie plantaire et palmaire

■ Zone principale à stimuler : point réflexe des dents.

■ Zones secondaires : ganglions et système lymphatique, plexus solaire, intestins.

Remèdes naturels complémentaires

■ Phytothérapie
Tisane de fenouil ou de camomille. Sirop à base de guimauve (en cas d'inflammation des gencives).

■ Aromathérapie
Huiles essentielles de camomille et de clous de girofle en badigeon sur les gencives.
Huiles essentielles de lavande et de camomille dans le bain.

■ Homéopathie
Chamomilla et calcarea phosphorica : en cas de maux de dents et de percée dentaire.

MENTAL ET ÉMOTIONS

STRESS ET ANXIÉTÉ

Chaque individu réagit différemment au stress. À faible dose, le stress peut avoir des effets salutaires et dynamisants.

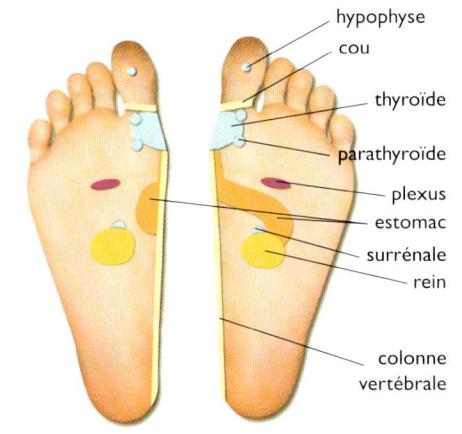

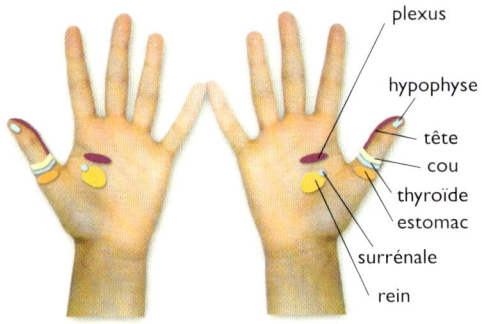

Lorsqu'il devient permanent, il est nocif pour la santé et engendre tout un cortège de symptômes comme la fatigue, l'insomnie, les maux de tête qui peuvent à la longue conduire vers des maladies plus graves comme la dépression, les problèmes cardiovasculaires ou le cancer. On dénombre de multiples causes au stress, qu'elles soient environnementales ou psychologiques. Il est donc très important de traiter le stress pour préserver la santé. L'anxiété, quant à elle, souvent liée au stress, se traduit par de la peur ou de l'appréhension face à une menace qui est perçue comme un danger. Passagère, elle peut être une réponse naturelle et saine de l'organisme ; lorsqu'il devient chronique, ce sentiment permanent d'inquiétude doit être traité pour éviter que la personne ne devienne progressivement submergée par la peur ou par son impression d'insécurité.

Traitement par réflexologie plantaire et palmaire

■ Zones principales à stimuler : points réflexes du plexus solaire et des glandes surrénales, colonne vertébrale, tête et cou, hypophyse, thyroïde, reins, estomac.

Remèdes naturels complémentaires

■ Phytothérapie
Infusion de bétoine, de tilleul, passiflore, mélisse, camomille, valériane.

■ Aromathérapie
Huiles essentielles de romarin, lemon grass, géranium : à utiliser en massage, mélangées à une huile de support ou dans un diffuseur. Huiles essentielles de basilic, camomille, rose, néroli, bergamote, lavande : à utiliser dans un bain.

■ Homéopathie
Aconit : en cas de crise de panique.
Ignatia : en cas d'anxiété suite à un événement malheureux.
Calcarea : en cas de peur pour sa santé.
Natrum muriaticum : en cas de tendances morbides.
Kalium phosphoricum : facilement épuisé par le stress et une surcharge de travail.
Pulsatilla : en cas de choc émotionnel.

INSOMNIE

L'insomnie est caractérisée par une incapacité à dormir ou par une perturbation des rythmes normaux du sommeil.

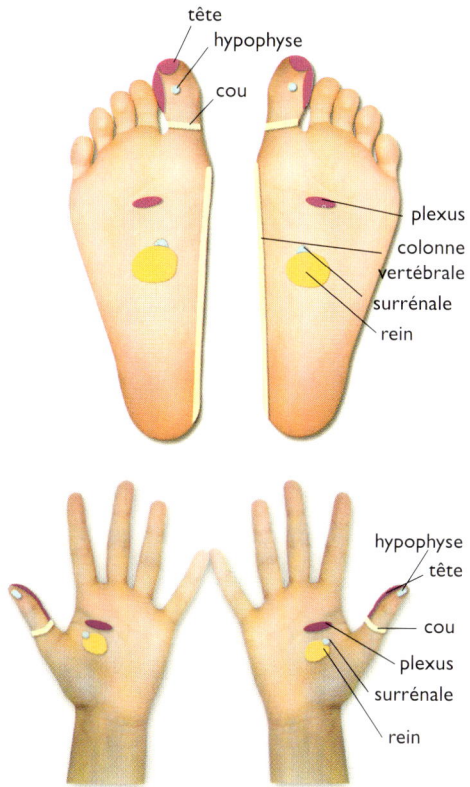

Elle peut être symptomatique de divers problèmes comme un stress émotionnel, une grande fatigue, une dépression, une surcharge de travail, mais également faire suite à une consommation excessive de caféine, d'alcool ou de drogue.

Traitement par réflexologie plantaire et palmaire

■ Zones principales à stimuler : points réflexes du plexus solaire, hypophyse, colonne vertébrale, zones réflexes de la tête et du cou, glandes surrénales, reins.

Remèdes naturels complémentaires

■ Phytothérapie
Tisanes de passiflore, camomille, fleurs de tilleul, cataire, mélisse officinale.

■ Aromathérapie
Huiles essentielles de camomille, lavande, néroli ou rose : en massage avec quelques gouttes mélangées à une huile de support. Huiles essentielles de camomille, lavande, sauge sclarée : ajoutez quelques gouttes à l'eau du bain.

■ Homéopathie
Coffea : en cas d'esprit hyperactif.
Nux vomica : secondaire à la prise d'alcool ou au réveil vers trois heures du matin.
Pulsatilla : en cas d'agitation et de difficultés à s'endormir.
Arnica : en cas d'épuisement et d'impatience.
Lycopodium : en cas d'esprit hyperactif au coucher.
Arsenicum album : en cas de réveil entre minuit et deux heures avec agitation.
Rhus tox : en cas d'irritation et de difficulté à s'endormir.
Arum : en cas de rêve de mort ou de problèmes professionnels.
Aconit : aggravation des troubles suite à un choc ou à un traumatisme. Peur de la mort.
Chamomilla : en cas d'irritabilité au coucher et de difficultés à s'endormir.

FATIGUE

La fatigue est un symptôme qui se caractérise par une baisse notable du tonus et du dynamisme. Les causes sont multiples, qu'elles soient d'origine physique ou psychique. Le syndrome de fatigue chronique, quant à lui, touche le plus souvent les femmes entre 18 et 35 ans. Il associe une fatigue intense, des troubles du sommeil et bien souvent un syndrome dépressif. On observe la répétition des crises sans retour complet à la normale entre chacune d'elles. Les symptômes sont exacerbés par le stress et le surmenage.

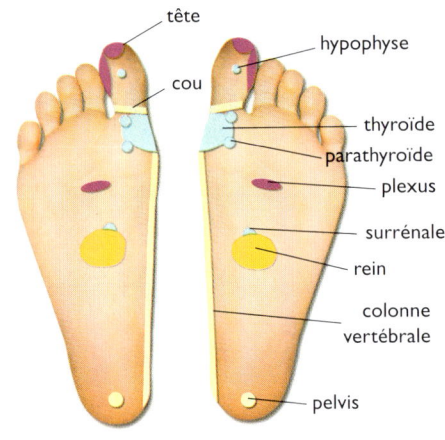

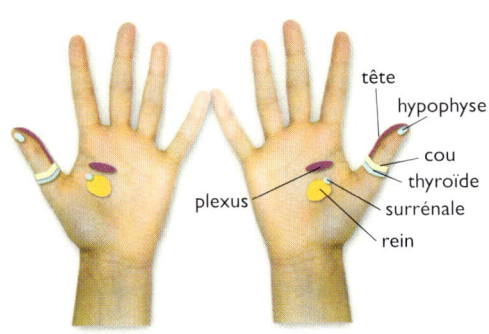

L'origine et les causes du syndrome de fatigue chronique sont encore inconnus bien que certains scientifiques l'attribuent à un syndrome de fatigue post-virale, les virus de l'herpès ou d'Epstein Barr étant le plus souvent incriminés.

Traitement par réflexologie plantaire et palmaire

■ Zones principales à stimuler : points réflexes des reins, plexus solaire, glandes surrénales, zones réflexes de la tête, du cou, colonne vertébrale, thyroïde, hypophyse, gonades, point réflexe du pelvis.

Remèdes naturels complémentaires

■ Phytothérapie
Tisane de romarin, sauge. On conseille également le ginseng, l'astragale, la réglisse et le ginkgo.

■ Aromathérapie
Huiles essentielles de bergamote, rose, néroli, niaouli : à utiliser en massage ou dans l'eau du bain.
Huiles essentielles de romarin : à utiliser en massage, mélangées à une huile de support ou dans un diffuseur.

■ Homéopathie
China : en cas d'épuisement nerveux.
Kalium phosphoricum : en cas de stress avec épuisement physique et psychique.

DÉPRESSION

La dépression se caractérise par un sentiment durable de désespoir, d'abattement et de tristesse souvent lié à un événement important de la vie tel que le deuil, le divorce, la retraite ou des problèmes professionnels. Les femmes y sont plus sujettes que les hommes et certaines sont victimes de dépression suite à un accouchement. Certaines dépressions peuvent être liées à l'hérédité. Le syndrome dépressif associe souvent un sentiment de vide, de désespoir, une perte de l'appétit, des troubles du sommeil, une irritabilité, la confusion des pensées, une diminution de la libido, autant de signes qui peuvent conduire le patient, si la dépression n'est pas traitée, à tenter de mettre fin à ses jours.

Traitement par réflexologie plantaire et palmaire

■ Zones principales à stimuler : points réflexes de la tête et du cou, hypophyse, plexus solaire.

■ Zones secondaires : glandes surrénales, reins, colonne vertébrale, thyroïde.

Remèdes naturels complémentaires

■ Phytothérapie
Tisanes de mélisse, bourrache, fleurs de tilleul, avoine, romarin, verveine, millepertuis.

■ Aromathérapie
Huiles essentielles d'ylang-ylang, lavande, camomille, sauge sclarée : en usage interne ou externe.
Huiles essentielles de néroli, jasmin, mélisse, géranium, rose : à utiliser en massage, en bain ou dans un diffuseur.

■ Homéopathie
Arum : en cas de dégoût de soi et de tendances suicidaires.
Pulsatilla : en cas de crise de larmes au moindre souci.
Arsenicum album : fatigue et agitation.
Ignatia : en cas de dépression suite à une cause extérieure, par exemple un deuil.

MUSCLES ET SQUELETTE

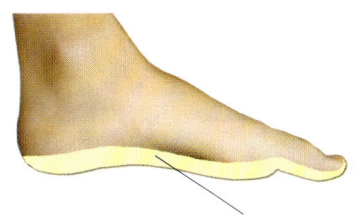
colonne vertébrale

PROBLÈMES DE DOS - SCIATIQUE

Les dorsalgies et lumbagos sont des douleurs persistantes et récurrentes de la région lombaire ou dorsale. Le lumbago d'origine musculaire varie considérablement en intensité selon les cas. Les douleurs sont souvent réveillées ou aggravées par le froid, une mauvaise posture, des mouvements brutaux, l'obésité, la grossesse.

C'est une affection courante dont la fréquence augmente avec l'âge. On entend par sciatique des douleurs qui affectent le trajet du nerf sciatique. Ce nerf est le plus grand et le plus volumineux du corps. Il émerge de la moelle épinière pour traverser la fesse et descendre le long de la face postérieure de la jambe.

La douleur est souvent due à une compression des racines du nerf sciatique résultant du pincement d'un disque intervertébral. Sciatique et dorsalgie peuvent être apaisées par un traitement médical adapté, de la gymnastique musculaire et la correction des mauvaises postures.

Traitement par réflexologie plantaire et palmaire

■ Zones principales à stimuler : points réflexes de la zone douloureuse de la colonne vertébrale, plexus solaire.

■ Zones secondaires : point réflexe du pelvis, glandes surrénales, organes abdominaux.

Remèdes naturels complémentaires

■ Phytothérapie
En massage : huile de millepertuis, écorce d'obier, consoude, thym, lavande.

■ Aromathérapie
Huiles essentielles de lavande, thym, romarin, myrrhe, bergamote : en bain chaud.
Huiles essentielles de lavande, gingembre, genévrier, origan, camomille ou romarin : à utiliser en massage mélangées à une huile de support.

■ Homéopathie
Colocynthis : en cas de douleur fulgurante irradiant dans la jambe.
Rhus toxicodendron : en cas de douleurs apaisées par la chaleur et le mouvement.
Lycopodium : en cas de douleurs dans la chambre droite.
Carboneum sulfuratum : en cas de douleurs de la jambe gauche empirant au chaud et au froid.
Gelsemium : en cas de douleurs empirant la nuit.
Aconit : en cas de douleurs brutales empirant par temps froid et sec.
Arnica : en cas de douleurs suite à une blessure ou à un traumatisme.
Sulfur : en cas de douleur déchirante en se penchant.
Dulcamara : dans le cas où la douleur empire en se penchant ou lors d'un effort.
Bryonia : si la douleur se déclare par temps froid et sec et s'aggrave au mouvement.

RHUMATISMES ET ARTHROSE

On entend par rhumatismes des douleurs et des rigidités osseuses et musculaires. Ils peuvent être secondaires à une maladie articulaire ou faire suite à une infection virale, un déficit en vitamines, un stress émotionnel ou une inflammation du tissu musculaire. L'arthrose affecte en général une ou deux articulations et peut être due à l'usure articulaire ou à une pathologie inflammatoire. Dans le cas de la polyarthrite rhumatoïde, ce sont plusieurs articulations qui sont enflammées simultanément.

Traitement par réflexologie plantaire et palmaire

■ Zones principales à stimuler : points réflexes des zones correspondant aux articulations ou à la douleur.

■ Zones secondaires : glandes surrénales, reins, colonne vertébrale, zones réflexes de la tête et du cou.

Remèdes naturels complémentaires

■ Phytothérapie
Tisane de reine-des-prés, saule blanc, grande camomille, graines de céleri. Cataplasme d'orme rouge.

■ Aromathérapie
Huiles essentielles de bergamote, myrrhe, pin, genévrier, lavande : en massage ou dans un bain.

■ Homéopathie
Aconit : en cas de douleurs aiguës ou brutales.
Bryonia : si les douleurs empirent par temps froid et sec et par le mouvement.
Rhus toxicodendron : en cas de rigidités empirant le matin au réveil ou après le repos.
Mercurius solubilis : si les douleurs empirent la nuit et à la chaleur.
Calcarea hypophosphatica : en cas de douleurs aiguës au niveau des poignets et des mains avec froideur des extrémités.
Causticum : en cas de douleurs au niveau de la mâchoire et du cou associées à des contractures.

SOINS ET TRAITEMENTS DES MAUX COURANTS

PROBLÈMES MASCULINS

IMPUISSANCE - BAISSE DE LA LIBIDO

La baisse de la libido et les troubles de l'érection lors d'un rapport sexuel peuvent avoir des causes psychologiques, comme la dépression, l'angoisse de l'échec, la fatigue, ou organiques dues à une insuffisance vasculaire, à une baisse des hormones sexuelles, au diabète, ou encore à certains médicaments pouvant entraîner des troubles neurologiques.

Traitement par réflexologie plantaire et palmaire

■ Zones principales à stimuler : points réflexes des organes génitaux, testicules.

■ Zones secondaires : glandes surrénales, prostate, hypophyse, glande thyroïde, reins, point réflexe du pelvis.

Remèdes naturels complémentaires

■ Phytothérapie
Tisane de romarin, menthe poivrée, anis, damiana. Ginseng sous toutes ses formes.

■ Aromathérapie
Huile essentielle de sauge sclarée, ylang-ylang, bois de santal, jasmin, néroli, rose : à utiliser en massage dans une huile de support ou dans un bain.

■ Homéopathie
Conium : en cas d'érection insuffisante et brève.
Lycopodium : fort désir sexuel mais peur d'échouer.
Argentum nitricum : en cas d'impuissance avec perte de l'érection à la pénétration et faible libido.

TROUBLES DE LA PROSTATE

La prostate est une petite glande entourant l'urètre et dont la mission consiste à produire le plasma séminal. Parmi les affections courantes de la prostate on retiendra :

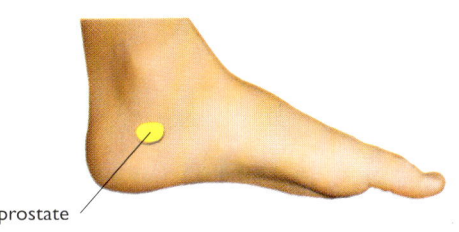
prostate

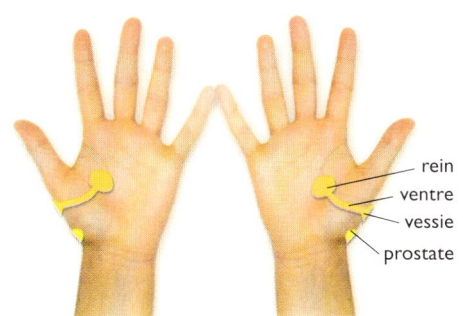
rein
ventre
vessie
prostate

l'hyperplasie bénigne qui est une dilatation non cancéreuse de la prostate, l'hypertrophie bénigne qui touche la moitié des hommes de plus de cinquante ans, la prostatite : inflammation aiguë ou chronique plus fréquente chez les sujets jeunes, enfin le cancer de la prostate qui est le deuxième type de cancer masculin et se rencontre de plus en plus chez les hommes de soixante ans.

Traitement par réflexologie plantaire et palmaire

■ Zone principale à stimuler : point réflexe de la prostate, reins.

■ Zones secondaires : ganglions et système lymphatique, point réflexe du pelvis.

Remèdes naturels complémentaires

■ Phytothérapie
Tisane de chiendent, prêle. Graines de potiron, de sésame. Pollen, palmier scie, graines d'orties, reinwardtie, huile de pépins de courge.

■ Aromathérapie
Huiles essentielles de sauge sclarée, géranium, benjoin, bois de cèdre : à utiliser en massage dans une huile de support ou dans un bain.

■ Homéopathie
Sabal serrulata : en cas de difficultés et douleurs à la miction.
Thuya : en cas de brûlures et besoins fréquents d'uriner.
Baryta carbonica : en cas de besoins fréquents et pressants d'uriner avec faible débit urinaire.
Iodum : en cas de troubles prostatiques avec impuissance.

PROBLÈMES FÉMININS

RÈGLES DOULOUREUSES ET SYNDROME PRÉMENSTRUEL

Les règles douloureuses ont pour symptômes des douleurs intenses ou lancinantes avec une sensibilité accrue dans la région pelvienne, accompagnées quelquefois de céphalées et de vomissements.
Les causes varient selon que la dysménorrhée est primaire ou secondaire, c'est-à-dire qu'elle apparaît au moins trois ans après la première menstruation. Le syndrome prémenstruel regroupe divers symptômes d'ordre physique ou psychique éprouvés par un grand nombre de femmes entre la date de l'ovulation et la menstruation.

Traitement par réflexologie plantaire et palmaire

■ Zones principales à stimuler : points réflexes de l'utérus et des ovaires.

■ Zones secondaires : hypophyse, thyroïde, zone du bas de la colonne vertébrale, point réflexe du pelvis, plexus, zones réflexes de l'abdomen.

Remèdes naturels complémentaires

■ Phytothérapie
Tisane d'achillée millefeuille, framboisier, thym, cataire, angélique, menthe poivrée, agnuscastus.

■ Aromathérapie
Huiles essentielles de lavande, sauge sclarée, cyprès, fenouil : à utiliser en massage mélangées avec une huile de support ou dans un bain.

■ Homéopathie
Belladona : en cas de douleurs avec céphalées lancinantes.
Ipeca : en cas de douleurs avec nausées associées.
Aconit : en cas de règles stoppées par un choc émotionnel.
Colocynthis : en cas de crampes douloureuses.

Chamomilla : si les douleurs ressemblent à celles de l'accouchement.

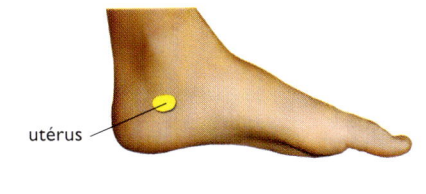

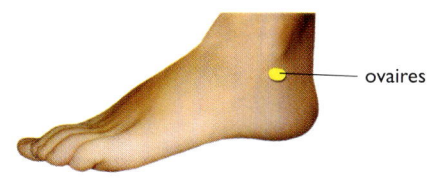

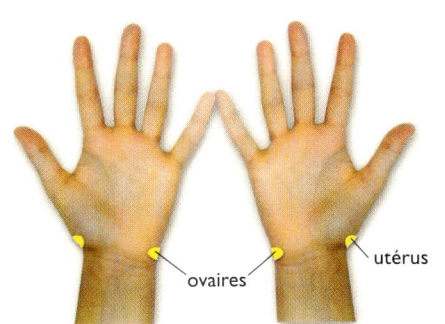

Kalium carbonicum : en cas de mauvaise humeur, sensation de lourdeur, tension et fatigue empirant vers trois heures du matin.
Lachesis : si les seins sont douloureux et que les symptômes empirent le matin.
Lycopodium : en cas de mauvaise humeur et de dépression.
Nux vomica : en cas d'irritabilité, mictions fréquentes et envies alimentaires diverses.

STÉRILITÉ

On parle de stérilité lorsqu'aucune conception ne suit des rapports sexuels réguliers et non protégés sur une période de plus de 18 mois. Dans la plupart des cas, ce trouble du système reproducteur est curable.

Traitement par réflexologie plantaire et palmaire

■ Zones principales à stimuler : points réflexes des ovaires, de l'hypophyse.

■ Zones secondaires : utérus, thyroïde, plexus solaire, grandes surrénales, point réflexe du pelvis.

Remèdes naturels complémentaires

■ Phytothérapie
Tisane de trèfle rouge et d'ortie, agnus-castus, mélisse, passiflore.

■ Aromathérapie
Huiles essentielles de géranium, mélisse, marjolaine, ylang-ylang : à utiliser en massage de l'abdomen mélangées avec une huile de support ou dans un bain.

■ Homéopathie
Conium : en cas de poitrine sensible et d'absence de désir sexuel.
Sepia : en cas de règles irrégulières, sensation de froid et irritabilité.

TROUBLES DE LA MÉNOPAUSE

La ménopause se déclare habituellement vers cinquante ans chez la majorité des femmes mais peut quelquefois être plus précoce. À cette période de la vie les menstruations et les capacités de reproduction de la femme sont interrompues. Le déficit hormonal engendré peut être à l'origine d'un cortège de symptômes comme les bouffées de chaleur et la dépression.

Traitement par réflexologie plantaire et palmaire

■ Zones principales à stimuler : points réflexes des ovaires et de l'utérus.

■ Zones secondaires : ganglions et système lymphatique, hypophyse, glandes surrénales, reins, thyroïde, plexus solaire, point réflexe du pelvis.

Remèdes naturels complémentaires

■ Phytothérapie
Tisanes et préparations de verveine, valériane, pissenlit, achillée millefeuille, agnus-castus, gingko, angélique, bardane, passiflore, cardiaire, don quai, ginseng.

■ Aromathérapie
Huiles essentielles de sauge sclarée, camomille, damiana, géranium, fenouil : à utiliser en massage de l'abdomen mélangées avec une huile de support ou dans un bain.

■ Homéopathie
Sepia : en cas de bouffées de chaleur avec céphalées, irritabilité et règles abondantes.
Conium : en cas de baisse de la libido.
Graphite : en cas de bouffées de chaleur avec saignements irréguliers et prise de poids.
Lachesis : en cas d'irritabilité, pertes de mémoire, bouffées de chaleur, céphalées et règles abondantes.
Pulsatilla : en cas d'humeur changeante.
Sanguinara : en cas de saignements excessifs et poitrine sensible.

FRIGIDITÉ - RAPPORTS SEXUELS DOULOUREUX

Un certain nombre de femmes ont des difficultés à éprouver du plaisir lors des rapports sexuels ou ressentent une douleur ou une gêne pelvienne lors de la pénétration. Les causes peuvent être diverses, psychologiques le plus souvent mais aussi physiques suite par exemple à un accouchement, une endométriose, un fibrome, aux symptômes de la ménopause ou à une maladie inflammatoire du pelvis.

Traitement par réflexologie plantaire et palmaire

■ Zones principales à stimuler : points réflexes des organes génitaux, vagin, utérus et ovaires.

■ Zones secondaires : glandes surrénales, hypophyse, reins, plexus solaire, colonne vertébrale surtout au niveau de la zone lombaire.

Remèdes naturels complémentaires

■ Phytothérapie
Tisane de framboisier et de romarin.

■ Aromathérapie
Huiles essentielles de lavande, marjolaine, ylang-ylang, sauge sclarée, rose : à utiliser en massage mélangées avec une huile de support.

■ Homéopathie
Aconit : en cas de douleur aiguë brutale.
Aurum : en cas de douleur vaginale avec impression d'utérus enflé.
Voir également les remèdes liés au stress et à l'anxiété.

CELLULITE

La cellulite est un dépôt de graisse sous-cutanée facilement reconnaissable à son aspect de peau d'orange, provenant de l'amas de cellules graisseuses. Plus fréquente chez la femme, elle concerne essentiellement les fesses, les hanches, les cuisses et le haut des bras. Elle peut être liée à divers facteurs comme une mauvaise circulation, l'hygiène alimentaire ou des troubles hormonaux. Une bonne hygiène de vie complétée par des exercices physiques, des massages et drainages locaux ont prouvé leur efficacité.

SOINS ET TRAITEMENTS DES MAUX COURANTS

Traitement par réflexologie plantaire et palmaire

■ Zones principales à stimuler : points réflexes du système lymphatique, reins et vessie, glandes surrénales, hypophyse, thyroïde.

■ Zones secondaires : hanches.

Huile essentielle de rose : à utiliser en bain.

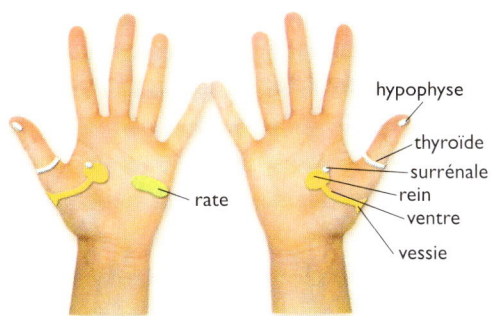

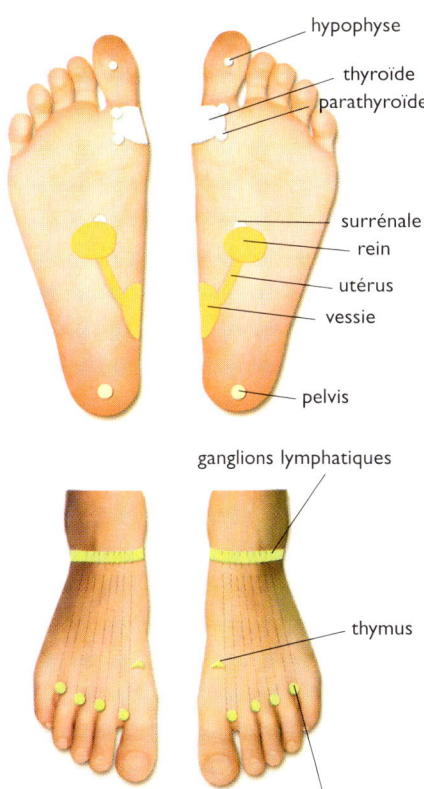

GROSSESSE ET ACCOUCHEMENT

Les perturbations hormonales de la grossesse ainsi que la prise de poids secondaire peuvent engendrer de multiples perturbations parmi lesquelles : brûlure d'estomac, constipation, dorsalgies, douleurs pelviennes, fatigue, flatulences, hémorroïdes, insomnie, nausées, varices, vergetures…

Traitement par réflexologie plantaire et palmaire

■ Zones principales à stimuler : point réflexe des organes génitaux, utérus et ovaires.

■ Zones secondaires : ganglions et système lymphatique, glandes surrénales, reins et vessie, plexus solaire, thyroïde, région abdominale, colonne vertébrale, zones réflexes de la tête et du cou, point réflexe du pelvis.

Remèdes naturels complémentaires

■ Phytothérapie
Tisanes et préparations de souci, gingembre, baies de genévrier.

■ Aromathérapie
Huiles essentielles de géranium, romarin, pamplemousse, genévrier, cyprès : à utiliser en massages locaux avec une luffa, mélangées à une huile de support.

Remèdes naturels complémentaires

■ Phytothérapie
Tisanes de pissenlit, camomille, verveine, mélisse, fenouil, orme rouge, agnus-castus, menthe poivrée.

■ Aromathérapie
Huiles essentielles de géranium, fenouil, marjolaine, ylang-ylang, cyprès : à utiliser dans un bain.

Huiles essentielles de lavande, camomille,

mélisse, géranium, néroli : à utiliser en massage, mélangées à une huile de support.

■ Homéopathie
Natrum muriaticum : en cas de rétention d'eau, soif excessive, nausées.
Belladona : tensions dans le bas du dos et de l'abdomen.
Nux vomica : en cas de nausées qui empirent le matin.

Ipeca : en cas de nausées et vomissements continuels.
Pulsatilla : en cas de nausées et vomissements surtout le soir.
Ferrum phosphoricum : en cas de nausées après les repas.
Capsicum : en cas de brûlures d'estomac.
Sulfur : en cas de brûlures d'estomac surtout en fin de matinée.

VOIES URINAIRES

CYSTITE

La cystite est une inflammation de la muqueuse vésicale et/ou de l'urètre. Cette inflammation peut être secondaire à une infection avec le colibacillose Eschrichia coli, une contusion ou une irritation locale pouvant être le fait de relations sexuelles, d'une mauvaise hygiène ou de substances chimiques contenues dans certains cosmétiques (savons, bains moussants….). Les symptômes sont une douleur brûlante à la miction avec un besoin fréquent et pressant d'uriner. Les cystites touchent plus les femmes que les hommes.

Traitement par réflexologie plantaire et palmaire

■ Zones principales à stimuler : point réflexe des reins, de la vessie et des organes génitaux.

■ Zones secondaires : zones réflexes abdominales, glandes surrénales, système lymphatique, point réflexe du pelvis.

Remèdes naturels complémentaires

■ Phytothérapie
Tisane d'achillée millefeuille, buchu, chiendent, barde de maïs.

■ Aromathérapie
Huiles essentielles de lavande, bergamote ou bois de santal : à utiliser dans un bain.

■ Homéopathie
Cantharis : en cas d'urine brûlante.
Staphisagria : en cas de cystite après une relation sexuelle.
Mercurius solubilis : en cas de douleurs violentes et en présence de sang dans les urines.
Apis : douleurs apaisées par l'eau froide.
Sarsaparilla : en cas de brûlures survenant après la miction.

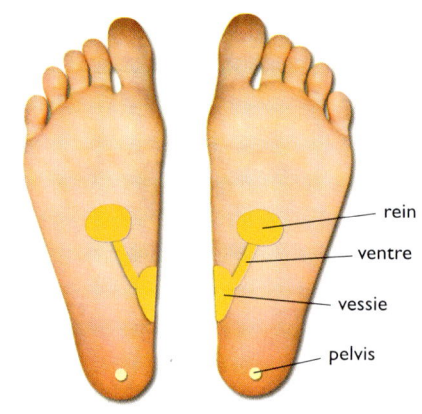

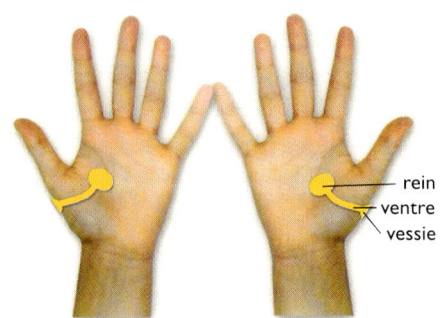

MALADIES INFANTILES

ENURÉSIE

L'énurésie ou incontinence nocturne (pipi au lit) ne doit pas être considérée comme un problème jusqu'à l'âge de cinq ans.

Après cet âge, l'incontinence nocturne est souvent due à un stress comme un déménagement, un changement d'école, le divorce des parents.

Dans un petit nombre de cas, les enfants peuvent souffrir d'un dysfonctionnement des muscles et des nerfs contrôlant la vessie mais d'autres affections comme le diabète, une malformation, une allergie alimentaire ou une infection urinaire peuvent également en être responsables.

Traitement par réflexologie plantaire et palmaire

■ Zones principales à stimuler : points réflexes des reins et de la vessie.

■ Zones secondaires : plexus solaire, point réflexe du pelvis.

Remèdes naturels complémentaires

■ Phytothérapie
Tisane de millepertuis, prêle, verveine, mélisse officinale.

■ Aromathérapie
Huile essentielle de camomille : à utiliser en massage du bas du dos diluée à une huile de support.

■ Homéopathie
Equisetum : lorsque l'incontinence survient pendant les rêves.
Belladona : en cas d'incontinence au début de la nuit.
Kreosotum : si l'incontinence survient pendant les rêves et tôt dans la nuit.
Causticum : en cas d'incontinence au début de la nuit.

HYPERACTIVITÉ

L'hyperactivité est un trouble que l'on rencontre de plus en plus souvent chez les jeunes enfants. Ceux-ci ont une énergie débordante et une agitation perpétuelle avec un manque de concentration et des crises de colère régulières.

Ces perturbations se déclenchent généralement chez les enfants de moins de quatre ans mais peuvent quelquefois passer inaperçues jusqu'à la scolarité.

Les avis divergent sur les causes de ce problème.

Traitement par réflexologie plantaire et palmaire

■ Zones principales à stimuler : point réflexes de la tête et du cou, plexus solaire.

■ Zones secondaires : glandes surrénales, thyroïde, colonne vertébrale.

Remèdes naturels complémentaires

■ Phytothérapie
Tisanes de cohier noir, verveine, scutellaire, camomille, tilleul, bourrache.

■ Aromathérapie
Huiles essentielles de néroli, rose, bois de santal : à utiliser en massage mélangées à huile de support.
Huile essentielle de camomille romaine : à utiliser dans un bain.

■ Homéopathie
China : en cas de troubles digestifs et d'allergie alimentaire.
Chamomilla : si l'enfant est surexcité et exigeant.

Stages et formations à la réflexologie et aux massages énergétiques

Institut de Médecine Énergétique (I.M.E.)

Tél./Fax. : 01 44 23 87 84

Site Internet : www.institut-medecine-energetique.com

Cabinet thérapeutique : tél. : 01 42 86 96 04

table des matières

INTRODUCTION — 7
Généralités — 8
Qu'est-ce que la réflexologie ? — 9
Un peu d'histoire — 9
L'approche de la médecine traditionnelle chinoise — 10
- L'énergie — 11
- À la recherche de l'équilibre et de l'harmonie — 11
- Corps et esprit ne font qu'un — 11

L'approche occidentale — 12
- Le pionnier de la réflexologie moderne : le Dr William H. Fitzgerald — 12
- Les autres découvreurs, le Dr Bowers et le Dr Riley — 13
- La seconde grande figure de la réflexologie moderne : Eunice D. Ingham — 13
- La pionnière européenne : Doreen E. Bayly — 13

La réflexologie au sein des pratiques de santé — 14
Ce qu'en pensent les scientifiques — 14
Comment fonctionne la réflexologie — 15
Les bienfaits de la réflexologie — 15
- La réflexologie induit une profonde relaxation — 15
- La réflexologie comme soin préventif — 16
- La réflexologie améliore la circulation — 16
- La réflexologie permet de désintoxiquer l'organisme — 16
- La réflexologie revitalise l'énergie de l'organisme — 16
- La réflexologie calme l'esprit — 16
- La réflexologie améliore les déséquilibres émotionnels — 16

ÉTUDE DES ZONES RÉFLEXES DES PIEDS — 17
L'appareil urinaire — 18
- Les reins — 18
- Les uretères — 18
- La vessie — 18

Les zones réflexes de l'appareil urinaire — 18
Troubles et pathologies de l'appareil urinaire — 18
Le massage des zones réflexes — 19

Le cœur et l'appareil circulatoire — 19
- Le cœur — 19

La zone réflexe du cœur — 19
Troubles et pathologies du système cardio-vasculaire — 20
Le massage de la zone réflexe — 20

L'appareil respiratoire — 20
Les zones réflexes de l'appareil respiratoire — 20
Troubles et pathologies de l'appareil respiratoire — 21
Le massage des zones réflexes — 21

L'appareil digestif — 21
Les zones réflexes de l'appareil digestif — 22
- Les dents — 22
- L'œsophage — 22
- L'estomac — 22
- Les intestins — 23

TABLE DES MATIÈRES

Le foie, la vésicule biliaire et le pancréas	23
Troubles et pathologies de l'appareil digestif	*23*
Le massage des zones réflexes	*23*
Le système endocrinien	24
L'hypophyse	24
La thyroïde	24
Les parathyroïdes	25
Les surrénales	25
Le pancréas	25
Les zones réflexes de l'appareil endocrinien	*25*
Troubles et pathologies du système endocrinien	*26*
Le massage des zones réflexes	*26*
L'appareil reproducteur	27
Les organes génitaux féminins	*27*
Les ovaires, les trompes et le vagin	27
La poitrine	27
Les organes génitaux masculins	*27*
Les testicules et le pénis	27
La prostate	28
Les zones réflexes de l'appareil reproducteur	*28*
Troubles et pathologies de l'appareil reproducteur	*28*
Le massage des zones réflexes	*28*
Le système lymphatique	29
Les zones réflexes du système lymphatique	*29*
Troubles et pathologies du système lymphatique	*30*
Le massage des zones réflexes	*30*
Le système osseux et musculaire	31
La colonne vertébrale	31
Le thorax	31
Le pelvis et le bassin	32
Les membres supérieurs	32
Les membres inférieurs	32
Les zones réflexes du système osseux et musculaire	*32*
Troubles et pathologies du système osseux et musculaire	*33*
Massage et traitement des zones réflexes	*33*
Le système nerveux et la tête	34
Les zones réflexes du système nerveux et de la tête	*35*
Le cerveau	35
Les sinus	35
Les yeux	35
Les oreilles	35
La trompe d'Eustache	35
Le plexus solaire	35
Troubles et pathologies du système nerveux et de la tête	*35*
Massages et traitements des zones réflexes	*36*

CONDUITE DE LA SÉANCE DE RÉFLEXOLOGIE — 37
Préparation et déroulement — 38
La position du patient pendant le massage — 38
Examen des pieds — 39
Les réactions du patient pendant et après le traitement — 39
Les contre-indications au traitement — 39
Nombre et durée des séances — 40
Utilisation des crèmes et huiles de massage — 40

Techniques et principes de base — 41
La technique de soutien — 41
Les techniques de pression — 42
La pression rotative — 42
Technique de la rotation sur un point — 43
Une séance de réflexologie suit un schéma de base — 43
L'ordre des séquences en huit points — 43

La réflexologie des pieds et des mains : schémas généraux — 44

Les dix techniques préparatoires de relaxation des pieds — 50
Rotation du pied — 50
Lissage relaxant — 50
Massage du métatarsien — 50
Lissage de la ligne centrale à deux pouces — 51
Étirement du pied — 51
Vrille alternée des deux paumes — 51
Tension-étirement du pied — 52
Étirement et rotation des orteils — 52
Relaxation du pied et de la jambe — 52
Relaxation respiratoire — 53

L'autotraitement — 54
Séquence type pour une séance d'automassage — 54
Prendre soin de vos pieds — 55
   Quelques conseils pour le bien-être de vos pieds — 55
   Quelques exercices — 56
Quelques recettes à base d'huiles essentielles pour traiter et soulager les pieds — 56

SOINS ET TRAITEMENTS DES MAUX COURANTS — 57
Comment utiliser ces fiches thérapeutiques — 58
Mise en garde — 58
Le massage réflexe plantaire et palmaire — 58
Remèdes naturels complémentaires — 58
   Phytothérapie — 58
   Aromathérapie — 58
   Homéopathie — 59

Problèmes du nez, de la gorge et des oreilles — 60
Toux — 60
Laryngite et mal de gorge — 60
Rhume et catarrhe — 61
Sinusite — 62

TABLE DES MATIÈRES

Otite 62
Maladie des yeux 63
Conjonctivite 63
Fatigue oculaire 64
Problèmes de peau 64
Acné - eczéma - psoriasis 64
Allergies 65
Problèmes respiratoires 66
Asthme 66
Bronchite 66
Emphysème 67
Problèmes circulatoires 67
Angine de poitrine 67
Hypertension artérielle 68
Troubles digestifs 68
Gastro-entérite 68
Indigestion 69
Constipation 70
Hémorroïdes 71
Diarrhées 72
Flatulences - intestin irritable 72
Nausées - vomissements 73
Maux de tête 74
Céphalées et migraines 74
Maux de dents 75
Mental et émotions 76
Stress et anxiété 76
Insomnie 77
Fatigue 77
Dépression 78
Muscles et squelette 79
Problèmes de dos - sciatique 79
Rhumatismes et arthrose 80
Problèmes masculins 81
Impuissance - baisse de la libido 81
Troubles de la prostate 81
Problèmes féminins 82
Règles douloureuses et syndrome prémenstruel 82
Stérilité 83
Troubles de la ménopause 83
Frigidité - rapports sexuels douloureux 84
Cellulite 84
Grossesse et accouchement 85
Voies urinaires 86
Cystite 86
Maladies infantiles 87
Énurésie 87
Hyperactivité 87

ADRESSES UTILES **89**

Nuart: 40.9554.3
Numéro dépôt légal: 72627 - mai 2006
ISBN: 2501-046-11-0 / édition 01
Achevé d'imprimé en Italie par Rotolito Lombarda